VEGAN KOCHBUCH

Leckere Und Vegane Fitness Rezepte Für Den Muskelaufbau Und Die Richtige Bodybuilding Ernährung

(Leckere Und Gesunde Rezepte Für Eine Abwechslungsreiche, Fleischlose Ernährung)

Philipp Kuhn

Herausgegeben von Alex Howard

© **Philipp Kuhn**

All Rights Reserved

Vegan Kochbuch: Leckere Und Vegane Fitness Rezepte Für Den Muskelaufbau Und Die Richtige Bodybuilding Ernährung (Leckere Und Gesunde Rezepte Für Eine Abwechslungsreiche, Fleischlose Ernährung)

ISBN 978-1-77485-055-8

☐Copyright 2021 - Alle Rechte vorbehalten.

Dieses Dokument zielt darauf ab, genaue und zuverlässige Informationen zu dem behandelten Thema und Themen bereitzustellen. Die Publikation wird mit dem Gedanken verkauft, dass der Verlag keine buchhalterischen, behördlich zugelassenen oder anderweitig qualifizierten Dienstleistungen erbringen muss. Wenn rechtliche oder berufliche Beratung erforderlich ist, sollte eine in diesem Beruf praktizierte Person bestellt werden.
- Aus einer Grundsatzerklärung, die von einem Ausschuss der American Bar Association und einem Ausschuss der Verlage und Verbände gleichermaßen angenommen und gebilligt wurde.
Es ist in keiner Weise legal, Teile dieses Dokuments in elektronischer Form oder in gedruckter Form zu reproduzieren, zu vervielfältigen oder zu übertragen. Das Aufzeichnen dieser Veröffentlichung ist strengstens untersagt und jegliche Speicherung dieses Dokuments ist nur mit schriftlicher Genehmigung des Herausgebers gestattet. Alle Rechte vorbehalten.
Die hierin bereitgestellten Informationen sind wahrheitsgemäß und konsistent, da jede Haftung in Bezug auf Unachtsamkeit oder auf andere Weise durch die Verwendung oder den Missbrauch von Richtlinien, Prozessen oder Anweisungen, die darin enthalten sind, in der alleinigen und vollständigen Verantwortung des Lesers des Empfängers liegt. In keinem Fall wird dem Verlag eine rechtliche Verantwortung oder Schuld für

etwaige Reparaturen, Schäden oder Verluste auf Grund der hierin enthaltenen Informationen direkt oder indirekt angelastet.

Der Autor besitzt alle Urheberrechte, die nicht beim Verlag liegen.

Die hierin enthaltenen Informationen werden ausschließlich zu Informationszwecken angeboten und sind daher universell. Die Darstellung der Informationen erfolgt ohne Vertrag oder Gewährleistung jeglicher Art.

Die verwendeten Markenzeichen sind ohne Zustimmung und die Veröffentlichung der Marke ist ohne Erlaubnis oder Unterstützung durch den Markeninhaber. Alle Warenzeichen und Marken in diesem Buch dienen nur zu Erläuterungszwecken und gehören den Eigentümern selbst und sind nicht mit diesem Dokument verbunden.

INHALTSVERZEICHNIS

KAPITEL 1: WELCHE VORTEILE BRINGT EINE VEGANE ERNÄHRUNG MIT SICH? 1

KAPITEL 2: ZUCKER - EINE SUCHT DIE KAUM BEKANNT IST 5

CHILI KNOBLAUCH CREME 11
BRUSCHETTA MIT AVOCADO UND NEKTARINE 13
BRUSCHETTA MIT NEKTARINE UND AVOCADO 14
BROKKOLI SUPPE 15
SOJAJOGHURT MIT APFEL UND WALNUSS 16
HAFER-BANANEN-SHAKE 17
SCHWIERIGKEITSGRAD: MITTEL 18
SMOOTHIE MIT AVOCADO UND BANANE 20
„FALSCHER" ARMER RITTER 21
CHIA BREI 23
EINFACHER WEIẞKRAUT SALAT 24
FRÜHSTÜCKSKEKSE 26
ERDNUSS-CHUTNEY 27
FOCACCIA MIT OLIVEN 28
MISO RAMEN 29
BELUGALINSENTOPF MIT KÜRBIS 30
QUINOA-CHILI-TOPF 32
SÜẞKARTOFFELTOAST 34
PESTO VERDE 35
ZOODLES MIT LINSENBOLOGNESE 36
TOMATENSUPPE 38
BUDDHA BOWL MIT REIS 40
BOHNENSALAT MIT INGWER UND SESAM 41
TOAST MIT BOHNENMISCHUNG 43
KÜRBIS PFANNKUCHEN 44
TOFU-SPIEẞ 46
SUPPE MIT LIMETTE UND VIOLETTA- KARTOFFELN 47
GRÜNKOHL SALAT MIT AVOCADO UND GRANATAPFEL 49
VEGANES ZWIEBELSCHMALZ 50
GEMÜSEBRÜHE 51
WINTERLICHE SPEKULATIUSCREME 53
GEFÜLLTE ZUCCHINI 55
KARTOFFELPUFFER MIT HEIDELBEERSOẞE 56

Spinat Bowl	58
Kartoffelsuppe vegan	59
Vollkornsandwich mit Spinat	61
Kürbis Porridge	62
Karottenpuffer mit mexikanischer Guacamole	63
Kürbissuppe mit gebratenen Weintrauben	65
Mandel-Tofu-Laibchen	67
Pizza Chicago	68
Avocado-Tomatensalat	70
Frühstücksbrei mit Mandeln (Low Carb)	72
Joghurt mit Obst und Amaranth	74
Schnittlauchpolenta	75
Suppe mit Kichererbsen und Kokos	76
Hummus	77
Nudeln mit Rahmsauce	79
Gebratener Spargel	81
Suppe mit Sellerie und Kardamom	82
Waldorf- Salat	83
Veganer Avocado-Limetten Reis	85
Rote-Bete-Pizza	86
Gebratene Zucchini	87
Power-Drink mit Karotten und Orangen (Low Carb)	88
Kürbissuppe	90
Rhabarber-Mandel-Kompott	91
Garam Masala Linsen	92
Grünkohl-Chips selbst gemacht	93
Paksoi mit Tofu	95
Kartoffeln und Champignon Gebäck	96
Rotes Massaman-Curry mit Kartoffeln	98
Müsliriegel	99
Spinat-Mango Salat mit Quinoa und Avocado	100
Nacho Bowl	102
Couscouspfanne	104
Festival	106
Lassi mit Zitrone	108
Sesam-Schokoladen-Kugeln	109
Gemüseauflauf	111
Erdnuss-Süßkartoffel Curry mit Kokos-Sauce	113
Mais Salat	115
Kartoffeln nach Spanischer Art	116
Pilzragout mit Kartoffeln	118
Japanische Ramen- Nudeln	119

Veganer Zucchinikuchen	121
One Pot Pasta	122
Kartoffeln und Bohnen	123
Mangold mit Rosinen	124
Leinsamen-Sonnenblumenkern-Cracker	127
Linsen Burger	129
Tofu mariniert vom Blech mit Frühkartoffeln & „Speck"	130
Gemischter Salat	132
Herbstgemüsesalat mit Safran-Dressing	134
Veggie-Pizza	136
Gelber Linsen- Dal	137
Karottenkuchen	139
Kichererbsen-Pfannkuchen	140
Veganer Erdbeerquark	141
Chili Sin Carne	142
Orangenkekse	144
Pilzgulasch	146
Apfel-Zimt-Schnecken	147
Brokkoli Salat mit Mango	149
Couscous mit süss saurer Sauce	150
Quinoa-Salat	152
Tofu- Spieß	153
Wurzelbeilagengemüse	154
Kartoffelplätzchen	156
Grüner Smoothie mit Spinat	157
Löwenzahn-Dinkel-Pfanne	158
Himbeer-Schoko-Smoothie	160
Stew mit grünen Bohnen	161
Bananen Shake mit Cashew	162
Tomatensuppe	163
Vegane Waffeln mit Beeren	165
Vegane Lasagne	166
Schokopudding	168
Mandelmilch	169
Spinatlasagne mit Tofu und Kurkuma	170
Zubereitung	172
Zucchini Fritter	175
Peanut-Butter-Cups	177
Mais Suppe	178
Pikanter Zucchini- Kaiserschmarren	179
Kohlrouladen	180
Kurkuma-Milchshake	182

Kohlrouladen auf Tomatensauce	183
Gebackene Bananenrolle	186
Spinatsuppe	187
Karottenpuffer mit mexikanischer Guacamole	188
Kürbissuppe	190
Blätterteigschnecken mit Pesto	191

Kapitel 1: Welche Vorteile bringt eine Vegane Ernährung mit sich?

Wir sind alle nicht als Veganer zur Welt gekommen. Die meisten von uns hatten ein Elternhaus, dass alles andere als Vegan war. Mit der Zeit stellt man sich aber Fragen wie; was passiert mit unserer Umwelt. Wo kommt das Fleisch her? Kann Massentierhaltung in einer zivilisierten Gesellschaft die richtige Lösung sein? Und so beginnt man sich bewusster zu ernähren und seine Ernährungsweise umzustellen.

Eins ist sicher, wenn Sie sich für eine vegane Ernährung entscheiden, könnte das weitreichende Folgen für Ihren Körper haben. Ihr Hautbild könnte sich verbessern, das Risiko für Herzerkrankungen kann sinken und die Darmgesundheit kann sich verbessern. Sie werden sich plötzlich fitter, ausdauernder und energiegeladener fühlen. Denn Fleisch macht nur müde und träge. Der Körper hatte sich so viel mit der Verdauung von Fleischprodukten beschäftigt, dass einem nicht viel Energie übrigblieb.

Abgesehen von den unvermeidbaren körperlichen Effekten, werden Sie auch der Umwelt viel Gutes tun. So werden für ein Kilo Fleisch etwa 15 Kilo pflanzliche Nahrung und 15000 Liter Wasser verfüttert, die den Menschen in den produzierenden Ländern dann nicht mehr zur Verfügung stehen. Man geht davon auch aus, dass allein in Deutschland etwa 40 % der

Treibhausgasemissionen eingespart werden könnte, wenn die Verbraucher eine vegane Ernährung vorziehen würden.

Veganismus wird also in vielen Bereichen große positive Veränderungen bewirken und sorgt im Idealfall für Ihre lange Gesundheit und ein besseres Gewissen.

Was muss man bei einer veganen Ernährung beachten?

Es gibt einige sehr wichtige Punkte, die man beachten sollte, um die Vorzüge der veganen Ernährung auch voll auskosten zu können. Wir wollen Ihnen hier einige Tipps mitgeben, da insbesondere Anfänger dazu neigen, ihre Ernährung anfangs sehr eintönig und damit ungesund zu gestalten.

Es gibt viele Nährstoffe, die durch die Ernährungsumstellung in Vergessenheit geraten. Vor allem Proteine, die nicht mehr wie gewohnt durch Fleisch, Eier oder Milch aufgenommen werden können, werden anfangs kaum beachtet. Besonders für Leute die Kraft- oder Kampfsport machen ist es sehr wichtig, da es schnell zu einem Muskelabbau führen kann. Man sollte hier darauf achten, auch wenn nicht in jeder Mahlzeit, immer Hülsenfrüchte in die Gerichte mit einzubauen.

Langkettige Fettsäuren, wie Omega-3-Fettsäuren, sind vor allem in Fisch und Walnüssen enthalten. Sie sind wichtig für die Entwicklung von Gehirn und Nervensystem. Daher sollte man den Fokus in dieser Hinsicht in Omega-3-Fettsäurehaltige Nüsse, wie Walnüsse, Pinienkernen oder Mohn.

Aber auch Mikronährstoffe sind von dieser Problematik nicht unberührt. Meist sind bei veganer Vitamin- oder Mineraldefizite festzustellen. Primär ist beim Veganismus die Vitamin B12 - Zufuhr nicht einfach. Da dieses Vitamin meist nur in Fleisch zu finden ist, ist hier das Risiko eines Nährstoffmangels erhöht. Eine ausreichende Vitamin-B12-Versorgung ist nach derzeitigem Kenntnisstand bei veganer Ernährung nur durch die Einnahme von Nährstoffpräparaten möglich.

Wir haben besonders darauf Wert gelegt Rezepte bereitzustellen, die eine ausgewogene Ernährung unterstützen. Unser Ziel war es mit den Rezepten, den Großteil der Makronährstoffe sowie Mikronährstoffe zu decken, ohne dabei Abstriche in Geschmack machen zu müssen.

Freuen Sie sich nun auf unsere 255 Rezepte und Inspirationen für Ihre Vegane Ernährung und dass mit einem Gefühl dem Körper auch etwas Gutes zu tun.

Vorher wollen wir Ihnen noch erklären, warum Sie zwar ausgesprochen viele Rezepte finden, aber die meisten nicht bebildert sind. Dies war eine Frage des Preises. Unser Ziel ist es Ihnen für einen sehr geringen Preis, den besten Mehrwert zu geben. Bilder brauchen viel Platz und einen großen Aufwand, womit sich der Preis in die Höhe treiben würde. Um Ihnen preislich entgegenzukommen, haben wir einige Rezepte bebildert aber weitestgehend auf hochwertige Fotos verzichtet. Wer schon mal hinter den Kulissen eines Foodstylisten geblickt hat, weiß das die meisten Rezeptfotos tatsächlich stark bearbeitete Bilder sind.

Womit die Enttäuschung groß wird, wenn die eigenen Kreationen am Ende nicht mit den Hochglanzfotos übereinstimmen. Deshalb sollten Sie Ihre Ergebnisse nicht mit Fotos vergleichen, sondern Ihre Gerichte genießen. In diesem Sinne wünschen wir Ihnen viel Spaß beim Schlemmen und Ausprobieren.

Kapitel 2: Zucker - eine Sucht die kaum bekannt ist

Es ist wie eine Sucht und der Verzicht wirkt ganz genau wie ein Entzug. Du denkst hier ist die Rede von Alkohol, Drogen oder vielleicht Zigaretten? Nicht ganz: Zucker macht süchtig, krank und ist sicherlich ebenso schädlich wie die ganzen bekannten Drogen. Wie schädlich genau der weiße Haushaltszucker wirklich für uns ist, ist zum Teil noch gar nicht erforscht. Das Bewusstsein steigt aber immer weiter und der Wunsch nach einem Leben mit viel weniger oder sogar gar keinem Zucker nimmt zu.

Ich möchte dir in diesem Buch erklären, was der Zucker mit unseren Körpern macht und wieso du von einem Leben ohne Zucker profitieren kannst. Doch der Weg durch den Entzug ist in diesem Fall auch nicht ganz einfach. Deshalb findest du in diesem Buch eine Challenge, die dich auf dem Weg zu deinem neuen zuckerfreien Leben sehr unterstützen wird. Die ersten Tage werden ganz bestimmt nicht einfach werden. Aber von Tag zu Tag wird der Verzicht auf Zucker leichter.

Das interessante ist in jedem Fall, wie schnell eine Veränderung zu spüren ist. Woher ich das weiß? Nun ich habe mich seit ungefähr 1,5 Jahren intensiv mit gesunder Ernährung und vor allem mit dem Verzicht auf Zucker und Weizen beschäftigt. Ich fühlte mich immer träge und müde. Am schlimmsten war es nach dem kohlenhydratreichen Mittagessen und dem anschließenden Kaffee mit Zucker. Damals habe ich noch ganz normalen Zucker und keine Alternativen verwendet. Irgendwann ging es nicht mehr weiter und ich habe mich um eine Umstellung gekümmert.

Der Verzicht auf Zucker, ein Austauschen in manchen Bereichen auf Erythrit und dann der Verzicht auf Brot und Nudeln. Neben einigen definitiv überflüssigen Kilos habe ich noch etwas anderes verloren. Mein ständiger Heißhunger auf süßes begleitet mich jetzt nicht mehr. Außerdem brauche ich nicht immer noch mehr Süßigkeiten und Zucker. Ich muss allerdings auch eines zugeben: Es ist leicht, rückfällig zu werden. Nach einiger Zeit fällt man dann von neuem in ein Suchtverhalten. Doch die positiven Ergebnisse bei meiner Figur, die verstärkte Energie und das nicht mehr auftretende Suchtgefühl haben mich immer wieder bestärkt.

Du möchtest ebenfalls etwas verändern und deinen Weg in ein Leben ohne Zucker einschlagen? Ganz egal ob du es als Experiment oder als dauerhafte Umstellung siehst: Du wirst deinem Körper etwas gutes tun. Vielleicht wird dann ja sogar aus einem Experiment eine dauerhafte Veränderung. Einen Versuch ist es in jedem Fall wert. Und dein Körper wird es dir auch danken - garantiert!

   Zucker und die Auswirkungen auf den Körper

Hast du vielleicht selbst schon einmal bemerkt, was genau nach dem Konsum von Zucker mit deinem

Körper passiert? Erst ein wenig Energie und im Anschluss fühlst du dich noch schlapper? Vielleicht willst du wenige Stunden nach einem süßen Snack oder einem Schokoriegel direkt noch mehr Süßes haben? Das sind nur einige mögliche Folgen von dem Zuckerkonsum. Die Zahlen sind mehr als nur erschreckend. In Deutschland werden täglich pro Kopf im Durchschnitt 100 Gramm Zucker verzehrt. Das ist ganz klar viel zu viel.

Die Tendenz ist noch immer nicht sinkend. Zucker enthält am Ende nur Kalorien ganz ohne wichtige Vitamine und Mineralstoffe. Zucker macht nicht nur abhängig, sondern auch krank und dick(er). Die Sucht kann schwere Folgen haben und ist somit schon als kritisch zu betrachten. Denn eine Sucht stellt der Konsum von Zucker ganz klar dar.

Doch was macht Zucker wirklich mit dem Körper? Erst wenn die ganzen Auswirkungen bekannt sind, ist es leichter damit aufzuhören. Direkt nach dem Verzehr von Zucker steigt der Insulinspiegel sehr stark an. Dadurch wird kurzzeitig Energie bereitgestellt. Ein gewisses Wohlgefühl gehört ebenfalls zu den Folgen von dem Zuckerkonsum. Schokolade macht zumindest kurzzeitig glücklich und zufrieden. Lange hält das allerdings nicht an. Verschiedene Studien wurden in diesem Bereich schon durchgeführt. Die Forschung hält aber an und enthüllt immer mehr Wahrheiten rund um den weißen Haushaltszucker.

Zucker sorgt für Veränderungen und setzt Vorgänge im Gehirn in Gang, wie es sonst Drogen verursachen.

Zucker ist also gleichzusetzen mit Alkohol oder Zigaretten? Zumindest geht er sehr stark in diese Richtung. Der Entzug ist mit einem Entzug von anderen Drogen gleichzusetzen. Hast du schon einmal geraucht oder vielleicht mal einen Alkoholiker bei einem Entzug beobachtet? Die Erscheinungen in Form von Ermüdung, gereizter Stimmung bis hin zu vielen weiteren Symptomen sind auch beim Verzicht auf Zucker zu beobachten. Zumindest dann, wenn die Zuckersucht schon recht ausgeprägt war und ist.

Schnelle Energie. Das war und ist der Grund, warum bei Ermüdung und Erschöpfung immer wieder zu Zucker gegriffen wird. Denn tatsächlich gelangt der Zucker ja schon nach wenigen Minuten ins Blut und die Energie wird bereitgestellt. Der Insulinspiegel steigt daher direkt nach dem Verzehr von Zucker sehr stark an. Dieser sackt dann aber auch schnell wieder in den Keller. Das ist übrigens nicht nur bei Diabetikern sehr bedenklich. Im Anschluss ist die Lust auf Süßes direkt noch viel größer. Der immer wieder genannte Heißhunger ist dann also extrem groß und eben nicht nur eingebildet. Dieser hängt mit dem starken auf und ab vom Blutzuckerspiegel zusammen.

Ein sehr starker und ständiger Konsum von Zucker kann sogar zu einer Insulinresistenz führen. Diese sorgt dafür, dass der Zucker im Körper immer schlechter und langsamer abgebaut wird. Dadurch wird der Körper geschädigt und die Abläufe im Körper funktionieren ganz klar nicht mehr so, wie sie sollten. Die Folge? Ganz

klar: Diabetes vom Typ 2 wird durch ein solches Verhalten stark begünstigt.
Neben den extremen Schwankungen vom Blutzuckerspiegel und der nicht zu unterschätzenden Sucht sorgt Zucker aber noch für weitere Effekte. Denn wer viel Zucker zu sich nimmt, ist nicht nur schnell süchtig und ruiniert sich eventuell die Zähne. Es werden auch weniger lebenswichtige Mineralstoffe und Vitamine aufgenommen. Das ist in jedem Fall auch bedenklich, da die Versorgung mit wichtigen Mineralstoffen bei vielen Menschen in der heutigen Zeit ohnehin nicht so stark ausgeprägt ist. Als Folge von dem vielen Zucker und den fehlenden Nährstoffen wird sogar noch die Darmflora gestört. Eine gestörte Darmflora wiederum führt wieder zu vielen weiteren möglichen Krankheiten und Beschwerden. Pilze im Darm, Übelkeit, eine schlechtere Verdauung und viele weitere Beschwerden sind die Folge.
Diese Gründe sprechen noch nicht in ausreichendem Maße für einen Zuckerstop? Nun, ich habe noch einige weitere Argumente im Angebot. Diese zeigen erst einmal, wie weitreichend der durch Zucker verursachte Schaden ist und wie sehr der Körper dadurch geschädigt wird.
  Bekannte und wenige bekannte Folgen des Zuckers:
Störung der Darmflora und Begünstigung von einem Ungleichgewicht der Bakterien (mögliche Folgen sind unter anderem Hautunreinheiten, Darmpilze, ein schlechtes Hautbild, Depressionen und Allergien)
 Schäden an Gefäßen und am Herzen

Hoher Blutdruck und Neigung zum Schlaganfall
Höherer Cholesterinspiegel
Die Haut wird unrein, schlaffer, fahler und wirkt generell älter

Einige Probleme, die von Zucker begünstigt werden oder eine Folge sind:

Haarausfall
Generelle Probleme mit dem Magen und dem Darm
Angstzustände
Fehlende Energie
Ständige Müdigkeit
Lethargie (fehlender Antrieb, keine Motivation)
Schlafstörungen
Erkrankungen der Haut
Generell Pilzerkrankungen
Bei Frauen: Menstruationsbeschwerden
Probleme mit der Konzentration

Die Auswirkungen auf den Körper sind also schlicht und einfach fatal. Denn Zucker sorgt nach und nach für eine regelrechte Vergiftung des Körpers. Ungesund, voller leerer Kalorien und mit vielen negativen Auswirkungen auf Körper und Psyche - das ist Zucker. Dabei solltest du nie vergessen, dass die vollständigen Auswirkungen von Zucker auf den menschlichen Körper ja noch gar nicht so ganz bekannt sind. Das ist dann erst recht erschreckend. Bist du schon Zuckersüchtig oder hält sich deine Reaktion noch in Grenzen? Wie viel Zucker steht wirklich auf deinem täglichen Speiseplan? Im Folgenden möchte ich dir erklären, warum der Verzicht auf Zucker schnell Ergebnisse zeigt und welche Alternativen es überhaupt so gibt. Denn die Alternativen gibt es - du musst sie nur austesten und am Anfang eine gute Portion Motivation mitbringen.

CHILI KNOBLAUCH CREME

Portionen: 12 VORBEREITUNG: **15 MINUTEN** – ZUBEREITUNG: **0 MINUTEN** Schnell

Luftdicht verpackt hält die Knoblauchcreme bis zu 14 Tage und im Gefrierer 60 Tage.

- ½ Tasse MCT Öl
- 2 TL Zucker
- 1 TL Salz
- 2 gehackte Knoblauchzehen
- 1 Tasse grüne Chiliflocken
- ¼ Tasse Pfefferkörner

1) Alle Zutaten in einen Mixer oder eine Küchenmaschine geben und glattrühren.

2) Lagern oder mit einem anderen Rezept oder als Beilage verwenden.

Kalorien: 116; **Fett:** 10g; **Kohlenhydrate:** 6g; **Ballaststoffe:** 2g; **Protein:** 1g

BRUSCHETTA MIT AVOCADO UND NEKTARINE

Nährwerte: Kalorien: 181,5 kcal, Eiweiß: 6,1 Gramm, Fett: 4,4 Gramm, Kohlenhydrate: 28,2 Gramm

Für eine Portion benötigst du:
3 Scheiben Ciabatta-Brot
1 EL Walnussöl
1/4 Avocado
1/2 Nektarine
1/2 rote Zwiebel
1 Blatt Salbei, gehackt
1 TL Schnittlauch-Röllchen
Salz und Pfeffer
1 Spritzer Limettensaft

So bereitest du dieses Gericht zu:
Das Brot mit Walnussöl beträufeln und in einer beschichteten Pfanne auf beiden Seiten kurz anrösten. Avocado, Nektarine und Zwiebel in kleine Würfel schneiden und zusammen mit Salbei, Schnittlauch, Salz, Pfeffer und Limettensaft vermengen. Auf den Broten verteilen und anrichten.

BRUSCHETTA MIT NEKTARINE UND AVOCADO

Nährwerte:

- Kalorien: 181,5 kcal
- Eiweiß: 6,1 Gramm
- Fett: 4,4 Gramm
- Kohlenhydrate: 28,2 Gramm

Für eine Portion benötigst du:

- 3 Scheiben Ciabatta Brot
- 1 EL Walnussöl
- 1/4 Avocado
- 1/2 Nektarine
- 1/2 rote Zwiebel
- 1 Blatt Salbei gehackt
- 1 TL Schnittlauch-Röllchen
- Salz und Pfeffer
- 1 Spritzer Limettensaft

So bereitest du dieses Gericht zu:

Das Brot mit Walnussöl beträufeln und in einer beschichteten Pfanne auf beiden Seiten kurz anrösten. Avocado, Nektarine und Zwiebel in kleine Würfel schneiden und zusammen mit Salbei, Schnittlauch, Salz, Pfeffer und Limettensaft vermengen. Auf den Broten verteilen und anrichten.

BROKKOLI SUPPE

Für: 4 Personen
Schwierigkeitsgrad: einfach
Dauer: 40 Minuten Gesamtzeit
Zutaten
250 g Broccoli
1l Gemüsebrühe
1 Stk Knoblauchzehen (fein gehackt)
2 EL Olivenöl
2 Stk Zwiebeln (fein gehackt)
1 Prise Salz und Pfeffer
Zuber Raeitung
Zuerst Brokkoli, Knoblauch und Zwiebeln fein hacken und in Olivenöl fünf Minuten in einem Topf gut anbraten.
Mit Gemüsebrühe aufgießen und für 20 Minuten bei niedriger Hitze leicht köcheln lassen.
Mit dem Stabmixer alles gut durchmixen und danach mit Salz und Pfeffer abschmecken.

SOJAJOGHURT MIT APFEL UND WALNUSS

Für 1 Portion
Zubereitungszeit: ca. 15 Minuten
Schwierigkeitsgrad: leicht

Zutaten:
4 Esslöffel ungesüßter Sojajoghurt
1 Apfel
1 Handvoll Walnüsse
Etwas Stevia
Etwas Leinöl

Zubereitung:
1. Äpfel schälen, vom Kerngehäuse befreien und in Stücke schneiden. Apfelstücke unter häufigem Rühren köcheln, bis sie zerfallen.
2. Joghurt mit Stevia mischen, in ein Glas füllen und die warmen Apfelstücke darübergeben. Walnüsse in kleine Stücke hacken und über die Äpfel streuen.

HAFER-BANANEN-SHAKE

Ergibt 2 Portionen

Fertig in: 10min   Schwierigkeit: leicht

1 Banane	20g Mandeln
20g Haferflocken	1 Msp. Stevia
10g natürlicher Kakao	

LOS GEHT´S

1. Banane schälen und in grobe Stücke schneiden.
2. Alle Zutaten in einen Mixer geben und zu einer glatten Masse mixen.
3. Servieren und genießen.

Dip à la Caribbean

Ein würzig leckerer Dip, der sich optimal zu Pellkartoffeln oder auch Gegrilltem reichen lässt und den Geschmack Jamaikas auf den Teller bringt.

SCHWIERIGKEITSGRAD: MITTEL

Portionen: 2
Zubereitungsdauer: 20 Minuten

ZUTATEN

2 ½ Teelöffel Gewürzmischung nach Anleitung

1 Becher saure Sahne

¼ Bund Koriandergrün

½ Bund Frühlingszwiebeln

½ Bund Schnittlauch

½ Prise Salz und Pfeffer, schwarz

½ Chilischote

½ Paprikaschote, rot

Gewürzmischung:
1 Teelöffel Zimt
½ Esslöffel Chilipulver
½ Esslöffel Piment
½ Esslöffel Zwiebelpulver
1 Esslöffel Ingwerpulver
1 Esslöffel Knoblauchpulver
1 Esslöffel Koriander, gemahlen
1 Esslöffel Pfeffer, schwarz

½ Messerspitze Muskat

ZUBEREITUNG

Für den Dip die Chilischote, die Frühlingszwiebeln, den Koriander, die Paprika sowie den Schnittlauch gründlich abspülen und anschließend in kleine Stücke schneiden – bei den Frühlingszwiebeln die Enden abtrennen.
Dann die Gewürze für die Gewürzmischung miteinander vermengen. Dann die saure Sahne zu einer glatten Konsistenz verrühren und 2 ½ Teelöffel der Gewürzmischung unterrühren und ja es gibt vegane saure Sahne.
Der Sahne-Gewürzcreme das geschnittene Gemüse unterheben und den Dip bis zum Verzehr im Kühlschrank ziehen lassen.

SMOOTHIE MIT AVOCADO UND BANANE

Morgens ist dir ein leckeres und nahrhaftes Frühstück in flüssiger Form am liebsten? Dieser Smoothie ist blitzschnell zubereitet und schenkt dir Energie bis zum Mittag.

Zutaten für 4 kleine oder 2 große Portionen:

- 1 Avocado
- 1 Banane
- 1 bis 2 EL Backkakao
- 200 ml Pflanzenmilch wie Mandelmilch
- Ein wenig Agavendicksaft oder Ahornsirup

Zubereitung:

Alle Zutaten werden im Standmixer gründlich gemixt. Süße den Smoothie nach Geschmack ohne es mit der Süße zu übertreiben.

„FALSCHER" ARMER RITTER

Zubereitungszeit: 30 Minuten
2 Portionen

Zutaten:
4 Scheiben Dinkelbrot
120 ml Mandelmilch
1 TL Chiasamen
2 TL Wasser
1 TL Kokosöl
2 TL Ahornsirup
¼ Vanilleschote
½ TL Zimt

Zubereitung:

Chiasamen in einem Schälchen mit dem Wasser vermengen und für mindestens 20 Minuten aufquellen lassen.
In der Zwischenzeit die Vanilleschote der Länge nach halbieren, Mark mit einem scharfen Messer auskratzen und gemeinsam mit der Mandelmilch, dem Ahornsirup und dem Zimt in einer Schüssel miteinander verquirlen. Danach die aufgequollenen Chiasamen einrühren.
Kokosöl in einer Pfanne erhitzen. Brotscheiben in die Masse eintunken und für 3-4 Minuten von beiden Seiten ausbacken. Wer Dinkel nicht verträgt, greift auf eine glutenfreie Brotsorte zurück.

Auf zwei Tellern anrichten und pur oder mit geeignetem Obst wie Erdbeeren, Heidelbeeren oder Bananenscheiben servieren.

CHIA BREI

Kalorien: 154,6 kcal | Eiweiß: 3,4 g | Fett: 4,9 g | Kohlenhydrate: 23,2 g

Zubereitungszeit: 10 Minuten - über Nacht quellen lassen

Zutaten für eine Portion:

150 ml Reismilch | 1/4 Banane | 2 EL Chiasamen | 1 EL Orangensaft | 3 Himbeeren

Zubereitung:

Die Reismilch mit der Banane pürieren. Die Chiasamen und den Orangensaft einrühren. Über Nacht im Kühlschrank quellen lassen und zum Anrichten mit den Himbeeren garnieren.

EINFACHER WEIßKRAUT SALAT

4 Portionen
350 gr Weißkraut
3 Karotten
1 TL Kümmel
1 TL Salz
Eine Prise Pfeffer

Für die Marinade
2 EL Essig
3 EL Öl
1 TL Senf, mittelscharf
Eine Prise Zucker
Eine Prise Salz

Zuerst putzen Sie das Weißkraut und hobeln es fein. Waschen Sie es danach in einem Sieb und lassen Sie es abtropfen.
Dann schälen Sie die Karotten und hobeln diese in Stifte. Mischen Sie das Kraut mit den Karotten, würzen Sie es mit dem Salz und vermengen Sie es gut. Das Karotten-Kraut-Gemisch lassen Sie nun für etwa 1 Stunde ziehen.
Danach vermengen Sie Salz, Pfeffer, Senf, Zucker, Essig und Öl zu einer Marinade. Verrühren Sie alles gut miteinander.
Nachdem Karotten und Kraut gut durchgezogen sind, drücken Sie diese etwas aus. Die entstandene

Flüssigkeit können Sie wegleeren.
Übergießen Sie Karotten und Kraut mit der zuvor hergestellten Marinade und mischen Sie alles gut durch.
Bestreuen Sie den Salat nun noch mit dem Kümmel und lassen Sie ihn für weitere 30 Minuten ziehen. Danach servieren.

FRÜHSTÜCKSKEKSE

Zubereitungszeit: **10 Minuten**

Portionen: **4**

Zutaten:
- 1 EL veganes Proteinpulver
- 1 Dose Kichererbsen
- 2 EL vegane Schokodrops
- 2 TL Mandelbutter
- 1 TL Vanilleextrakt
- 1 EL Kokosblütenzucker

Zubereitung:
Kichererbsen abtropfen lassen und in einem Mixer pürieren. Das Püree in eine Schüssel geben.
Alle anderen Zutaten bis auch die Drops hinzufügen und zu einem Keksteig kneten. Dann vorsichtig die Drops unterheben.
Aus dem Teig kleine Kekse formen und genießen.

ERDNUSS-CHUTNEY

Portionen: 4 - VORBEREITUNG: **5 MINUTEN** – ZUBEREITUNG: **2 MINUTEN**

Sie können Sie direkt verbrauchen oder auch aufbewahren.

- 1 Tasse geschälte Erdnüsse mit Schale (nicht geröstet oder gesalzen)
- 3 getrocknete Chilischoten
- 2 TL Tamarindenpaste
- 1 große Knoblauchzehe
- ¾ TL Salz

1) Eine Pfanne bei mittlerer Hitze erhitzen und Erdnüsse hinzufügen. Solang braten bis die Schalen beginnen, braune Flecken zu bekommen. Häufig umrühren. 2 Minuten lang. Von der Hitze nehmen.

2) Chilischoten in die heiße Pfanne geben und braten bis sie unter Rühren eine schwärzliche Farbe annehmen.

3) Erdnüsse, Schoten, Tamarinde, Knoblauch, Salz und Wasser in einen Mixer geben und streichfähig verarbeiten. Nicht vollständig pürieren.

Kalorien: 59; Fett: 5g; Kohlenhydrate: 3g; Ballaststoffe: 1g; Protein: 2g

FOCACCIA MIT OLIVEN

Nährwerte: Kalorien: 997,3 kcal, Eiweiß: 6 Gramm, Fett: 22,7 Gramm,
Kohlenhydrate: 185,9 Gramm

Für eine Portion benötigst du:
Für das Brot:
250 Gramm Mehl
150 ml lauwarmes Wasser
8 Gramm Hefe
1 Prise Zucker
1/2 TL Salz
2 EL Olivenöl
1 TL Grieß
Für den Belag:
2 getrocknete Tomaten
10 Oliven
1 TL Thymian
1 TL Rosmarin, fein gehackt
2 Knoblauchzehen, fein gehackt

So bereitest du dieses Gericht zu:
Alle Zutaten für das Brot gut miteinander verkneten und für 30 Minuten bei Zimmertemperatur quellen lassen. Ein weiteres Mal durchkneten, kurz gehen lassen, halbieren und auf etwa 1 cm ausrollen. Mit den Zutaten für den Belag belegen und auf ein Backblech geben. Bei 200 °C für 20 Minuten backen.

MISO RAMEN

Nährwerte:

- Kalorien: 111,8 kcal
- Eiweiß: 6,3 Gramm
- Fett: 0,8 Gramm
- Kohlenhydrate: 19,1 Gramm

Für eine Portion benötigst du:

- 250 ml Gemüsebrühe
- 1 EL Miso Paste
- 1 Pilz
- 20 Gramm Chinakohl
- 2 Gramm Wakame Algen
- 1/2 Stange Staudensellerie
- 80 Gramm Ramen Nudeln
- Salz und Pfeffer
- 1 Frühlingszwiebel

So bereitest du dieses Gericht zu:

Die Gemüsebrühe aufkochen und die Miso Paste darin auflösen. Pilz, Chinakohl und Staudensellerie klein schneiden und zusammen mit den Algen mitkochen. Die Ramen Nudeln ebenfalls in die Brühe geben, für 5 Minuten köcheln lassen, mit Salz und Pfeffer abschmecken und vor dem Servieren mit der fein gehackten Frühlingszwiebel bestreuen.

BELUGALINSENTOPF MIT KÜRBIS

Für: 2 Personen
Schwierigkeitsgrad: normal
Dauer: 50 Minuten Gesamtzeit
Zutaten
400g Hokkaidokürbis
4EL Olivenöl
0,5TL grobes Salz
400 ml Gemüsebrühe
1 Stange Lauch
100 g Belugalinsen
2 Lorbeerblätter
1EL Weißweinessig
180g veganer Fetakäse z. B. „VeggiBelle" von Nagel
1 Chilischote klein
Salz, Pfeffer
Sprossen zum Garnieren, optional
Zubereitung
Ofen auf 200 Grad vorheizen.
Kürbis von den Kernen entfernen und in ca. 1,5 cm dicke Streifen schneiden. Dann den Kürbis in eine Ofenform geben, Olivenöl dazu geben, etwas salzen und ihn für 25 Minuten im Ofen backen.
Gemüsebrühe aufkochen und beiseite stellen. Lauch in Ringe schneiden und mit etwas Öl in einem Topf anschwitzen.

Linsen jetzt dazu geben und mit der Brühe bedecken. Lorbeerblatt dazu geben.
Herd auf niedrige Flamme stellen und das Ganze etwas durchköcheln. Immer wieder umrühren.
Immer wieder Brühe nachgießen bis die Linsen gar sind. Sie sollten allerdings noch bissfest sein.
Anschließend den Topf vom Herd nehmen. Weißweinessig hinzugeben und den Topf geschlossen beiseite stellen, damit die Linsen noch etwas ziehen können.
Feta in Würfel schneiden, Chilischoten in schmale Streifen schnibbeln. Dann eine Pfanne nehmen und den Feta in etwas Olivenöl anbraten. Dann das Chili dazu geben.
Lorbeerblätter aus dem Topf entfernen und das Gericht mit Salz und Pfeffer, bei Bedarf auch mit Weißweinessig abschmecken.
Zum Abschluss die Linsen anrichten und die Kürbisspalten als auch den Feta darauf anrichten. Mit Sprossen garnieren.

QUINOA-CHILI-TOPF

Für 4 Portionen
Zubereitungszeit: 30 Minuten
Schwierigkeitsgrad: leicht

Zutaten:
1 Dose 750 Gramm Tomaten
170 Gramm Quinoa
1 Dose schwarze Bohnen
1 Dose Mais
1 rote und 1 gelbe Paprikaschote
360 Milliliter Gemüsebrühe
1 Zwiebel
3 Knoblauchzehen
1 Esslöffel Paprikagewürz edelsüß
Saft einer Zitrone
2 Frühlingszwiebeln
2 Esslöffel Kreuzkümmel gemahlen
1 reife Avocado
Salz, Pfeffer
1 Bund frische Petersilie
Chiliflocken
Sonnenblumenöl

Zubereitung:
1. Zwiebel fein würfeln, Knoblauchzehen sehr klein schneiden, Paprika in Stücke schneiden.

2. Öl erhitzen, Zwiebel, Knoblauch und Paprika darin andünsten. Restliche Zutaten außer Zitronensaft, Frühlingszwiebel, Petersilie und in Scheiben geschnittene Avocado dazugeben, ungefähr 20 Minuten kochen. Frühlingszwiebeln, Petersilie und Avocadoscheiben darübergeben. Mit Zitronensaft abschmecken.

SÜßKARTOFFELTOAST

Ergibt 4 Portionen

Fertig in: 10min   Schwierigkeit: leicht

200g Süßkartoffeln
1 Knoblauchzehe
1 Avocado

1 Tomate
Salz und Pfeffer

LOS GEHT´S

1. Süßkartoffeln in Toastscheiben schneiden und 3 Mal im Toaster toasten.
2. Knoblauch schälen und in klein hacken. Avocado halbieren, entkernen, Fruchtfleisch mit einem Löffel heraustrennen und mit einer Gabel zerdrücken. Tomate waschen und in Scheiben schneiden.
3. In einer Schüssel Avocado, Knoblauch, Pfeffer und Salz gut vermischen.
4. Avocadopaste auf das Toast streichen und mit Tomate belegen.
5. Servieren und genießen.

PESTO VERDE

In der italienischen Küche gehört Pesto nahezu zu jeder Pasta – in dieser Version wird das Pesto mit Rucola und Pistazien verfeinert.

Schwierigkeitsgrad: leicht
Portionen: 2
Zubereitungsdauer: 1 Minute
Koch-/Backzeit: 4 Minuten

ZUTATEN
 50 g Pistazien
 150 g Rucola
 ¼ Teelöffel Salz
 2 Esslöffel Hefeflocken
 ½ Bund Basilikum
 ½ Zitrone
 1 Knoblauchzehe

ZUBEREITUNG
Damit beginnen den Rucola sowie den Basilikum unter lauwarmen Wasser abzuwaschen, trocken zu schütteln und dann fein zu hacken.

Den Knoblauch schälen und ebenfalls fein hacken.

Im Anschluss den gehackten Basilikum, den Rucola sowie den Knoblauch in eine Schüssel geben und mit einem Mixer rühren bis sich eine cremige Konsistenz ergibt.

ZOODLES MIT LINSENBOLOGNESE

Gesundes, trendiges Essen mit wenigen Kohlenhydraten? Da dürfen Zoodles doch wirklich nicht fehlen. Es gibt ganz verschiedene Optionen für die Nudeln aus Zucchini. Hier stelle ich dir eine Variante vor - Fantasie ist bei diesem Gericht erwünscht.

Zutaten für 4 Portionen:

100 Gramm rote Linsen
1 Zwiebel
1 Dose stückige Tomaten
300 ml Gemüsebrühe
4 nicht zu große Zucchini
Etwas Balsamico (vegan)
Cayennepfeffer, Salz und Pfeffer nach Geschmack
Ein wenig Öl

Zubereitung:

Hacke zunächst die Zwiebeln und brate diese in ein wenig Öl in einer Pfanne an. Brate nun die Linsen kurz mit an.

Lösche die Linsen mit der Gemüsebrühe ab und lasse diese solange bei geringer Temperatur köcheln, bis sie gar sind.

Gebe im Anschluss die Tomaten dazu und lasse alles kurz aufkochen. Nun schmeckst du das Linsenbolognese nach deinem Geschmack ab.

Während die Linsen kochen kannst du die Zoodles vorbereiten. Ich finde es besonders leicht, die an Spaghetti erinnernden Streifen mit einem Sparschäler zu formen. Diese Streifen erhältst du, wenn du die Zucchini vorsichtig mit dem Sparschäler bearbeitest.

In einer weiteren Pfanne brätst du die Nudeln in ein wenig Öl an und salzt diese. Alternativ kannst du die Zoodles aber auch für zwei bis drei Minuten in kochendem Salzwasser blanchieren.

Verteile die Zoodles auf den Tellern und gebe das Linsenbolognese oben auf die Nudeln aus Zucchini. Dazu passt übrigens auch veganer Käse.

TOMATENSUPPE

Zubereitungszeit: 30 Minuten
2 Portionen

Zutaten:
400 g passierte Tomaten
150 g Kartoffeln
2 kleine Karotten
1 mittelgroße Stange Lauch (grüner Anteil)
2 EL Tomatenmark
1 EL Olivenöl
1 TL brauner Rohrzucker
1 TL Weißweinessig
1 Lorbeerblatt
Salz und Pfeffer

Zubereitung:

Kartoffeln und Karotten waschen, schälen und in grobe Würfel schneiden. Lauch ebenfalls waschen und in dünne Ringe schneiden.
Olivenöl in einem kleinen Topf erhitzen und das geschnittene Gemüse darin für 2-3 Minuten anbraten.
Mit den passierten Tomaten und dem Weißweinessig ablöschen. Tomatenmark, Zucker sowie ein wenig Salz und Pfeffer einrühren und das Lorbeerblatt in die Suppe legen.

Bei mittlerer Hitze abgedeckt für 15-20 Minuten köcheln lassen.

Topf vom Herd nehmen und das Lorbeerblatt aus der Suppe entfernen. Danach mit einem Stabmixer pürieren, bis die gewünschte Konsistenz erreicht ist.

Auf zwei Tellern oder in zwei Schälchen anrichten und servieren.

BUDDHA BOWL MIT REIS

Kalorien: 360,2 kcal | Eiweiß: 12,3 g | Fett: 8,8 g | Kohlenhydrate: 55,6 g

Zubereitungszeit: 25 Minuten

Zutaten für eine Portion:

60 Gramm Reis | 1 Schalotte | 1 Nelke | 120 ml Wasser | Salz | 1/4 grüne Paprika fein gewürfelt | 1/2 rote Zwiebel in Streifen geschnitten | 2 EL Mais | 30 Gramm Avocado | 2 Kirschtomaten | 1 EL gehackter Estragon | 1 EL gehackte Minze | 1 EL Olivenöl | 1 EL Limettensaft | 1 Chili gehackt

Zubereitung:

Den Reis mit der gehackten Schalotte und der Nelke im Wasser für 20 Minuten kochen, salzen und in die Bowl geben. Mit Paprika, Zwiebel, Mais, Avocado und Tomaten garnieren. Mit Estragon und Minze bestreuen und mit Olivenöl und Limettensaft beträufeln. Mit gehacktem Chili garnieren.

BOHNENSALAT MIT INGWER UND SESAM

Ingwer enthält gesunde ätherische Öle und andere Inhaltsstoffe. Er ist reich an Vitamin C, Magnesium, Eisen und Kalzium. Außerdem wirkt das im Ingwer enthaltene Rhizom antibakteriell. Das wirkt sich positiv auf die Darmflora aus.

3 Portionen
500 gr grüne Bohnen
2 Knoblauchzehen
1 bis 2 cm frischer Ingwer
1/2 Bund Koriander
Saft einer Limette
3 EL helle Sojasoße
1 EL Sesamöl
1 EL Sonnenblumenöl
3 EL Sesamsamen
eine Prise Salz
eine Prise Pfeffer

Von den Bohnen die Enden abschneiden, eventuell vorhandene Fäden abziehen. Einen halben Liter Wasser in einem Kopf aufkochen, Bohnen darin etwa 10 Minuten garen. Die Bohnen sollten knackig, aber nicht mehr hart sein.
Bohnen mit kaltem Wasser abschrecken (dann bleiben sie schön grün) und abtropfen lassen. Knoblauch und

Ingwer schälen und klein schneiden. Koriander waschen, trocknen und fein hacken.

Für die Soße den Limettensaft, Sesamöl und die Sojasoße gut vermischen, Ingwer, Knoblauch und Koriander dazugeben und unter die Bohnen heben. Gegebenenfalls mit Salz und Pfeffer abschmecken.

In einer Pfanne das Sonnenblumenöl erhitzen und darin den Sesam goldgelb werden lassen. Über den Bohnensalat streuen.

TOAST MIT BOHNENMISCHUNG

Zubereitungszeit: **25 Minuten**

Portionen: **4**

Zutaten:
- 100 ml Gemüsebrühe
- Salz und Pfeffer
- 4 Vollkorntoastbrote
- 200 g weiße Riesenbohnen
- 200 g Kidneybohnen
- 3 Tomaten
- 1 Schalotte
- 2 EL Olivenöl
- 1 Knoblauchzehe
- ½ Paprika
- ½ Bund gehackte Petersilie

Zubereitung:
Bohnen abtropfen lassen. Paprika, halbieren, entkernen und würfeln. Tomaten brühen, häuten und würfeln. Knoblauchzehe und Schalotten schälen und hacken. Petersilie waschen und hacken.

In einer Pfanne etwas Öl erhitzen und darin den Knoblauch und die Schalotte braten. Bohnen, Tomaten und Paprika zugeben, verrühren und mit der Brühe ablöschen. Dann etwas würzen und für 8 Minuten köcheln lassen. Petersilie unterheben.

Toastbrote toasten und mit der Bohnenmischung bedecken.

KÜRBIS PFANNKUCHEN

Portionen: **4** - VORBEREITUNG: **10 MINUTEN** – ZUBEREITUNG: **15 MINUTEN**   Familienrezept

Im Herbst ist Kürbis allgegenwärtig und macht auch vor dem Sonntagsfrühstück nicht halt. Kürbispfannkuchen schmecken auch einfach zu göttlich!

Mittlere Hitze
- 2 Tassen ungesüßte Mandelmilch
- 1 TL Apfelessig
- 2 ½ Tassen Vollkornmehl
- 2 ½ EL Backpulver
- 1 TL Meersalz
- ½ TL gemahlener Zimt, ¼ TL geriebene Muskatnuss, ¼ TL Piment
- ½ Tasse Kürbispüree

33)   1)   In einer kleinen Schüssel Mandelmilch mit Apfelessig vermengen und beiseitelegen.

2)   In einer weiteren Schüssel Mehl, Backpulver, Salz und Gewürze miteinander vermengen.

3)   In einer weiteren Schüssel Mandelmilchmischung, Kürbispüree und Wasser gut verrühren.

4)   Alle Zutaten miteinander gut miteinander vermengen.

5)   In einer Pfanne bei mittlerer Hitze Kokosöl erhitzen.

6) Den Teig nach und nach gießen und 5 Minuten pro Seite braten.

Kalorien: 309; Fett: 13g; Kohlenhydrate: 38g; Ballaststoffe: 5g; Protein: 12g

TOFU-SPIEß

Nährwerte: Kalorien: 341,5 kcal, Eiweiß: 12,6 Gramm, Fett: 20,2 Gramm, Kohlenhydrate: 24,8 Gramm

Für eine Portion benötigst du:
100 Gramm Räuchertofu
100 Gramm feste Mango
2 EL Sojasauce
1 TL Ahornsirup
1 TL Limettensaft
1 Prise Cayenne-Pfeffer
1 EL Maismehl
2 EL Sesam
Öl für die Pfanne

So bereitest du dieses Gericht zu:
Tofu und Mango in gleichgroße Stücke schneiden. Die restlichen Zutaten miteinander verrühren und beides darin für 5 Minuten marinieren.
Tofu und Mango auf einen Spieß fädeln und in einer Grillpfanne für je 2 Minuten pro Seite braten. Kurz vor Ende mit der restlichen Marinade übergießen.

SUPPE MIT LIMETTE UND VIOLETTA-KARTOFFELN

Nährwerte:

- Kalorien: 120,1 kcal
- Eiweiß: 2,7 Gramm
- Fett: 5,3 Gramm
- Kohlenhydrate: 14,6 Gramm

Für eine Portion benötigst du:

- 80 Gramm Violetta- Kartoffeln
- 1/4 rote Zwiebel
- 10 Gramm Rotkohl geraspelt
- 1 TL Pflanzenöl
- Saft einer Zitrone
- 200 ml Gemüsebrühe
- 1/2 TL Majoran
- 1 Prise Kümmel gemahlen
- Salz und Pfeffer
- etwas Zitronenabrieb

So bereitest du dieses Gericht zu:

Die Kartoffel und die Zwiebel würfeln und zusammen mit dem Rotkohl im Pflanzenöl gut anrösten. Mit dem Zitronensaft ablöschen und mit der Brühe aufgießen. Mit Majoran, Kümmel, Salz und Pfeffer abschmecken und alles für etwa 10 Minuten köcheln lassen. Anrichten und mit dem Zitronenabrieb bestreuen.

GRÜNKOHL SALAT MIT AVOCADO UND GRANATAPFEL

Für: 2 Personen
Schwierigkeitsgrad: einfach
Dauer: 10 Minuten Gesamtdauer
Zutaten
4-5 Stengel Grünkohl
1 Hand voll Cocktailtomaten (wir haben gelbe verwendet)
Kerne eines ½ Granatapfels
1 kleine Avocado
optional: Physalis, Sprossen
Saft einer Zitrone
2 EL veganes Joghurt ohne Zucker
Salz
Zubereitung
Gemüse waschen und beim Grünkohl den Stengeln entfernen, übereinandergelegt in Streifen schneiden und in eine Schüssel geben.
Die Avocado schälen und in Würfel schneiden. Dann mit den Tomaten und den Granatapfelkernen (optionale Zutaten) in die Schüssel geben.
Für das Dressing alle Zutaten gut vermischen (ev. mixen), über den Salat geben und gut mischen.

VEGANES ZWIEBELSCHMALZ

Für 4 Portionen
Zubereitungszeit: ca. 20 Minuten
Schwierigkeitsgrad: leicht

Zutaten:
200 Gramm Kokosöl
1 mittelgroße Zwiebel
½ Apfel
3 Esslöffel gehackte Haselnüsse
Salz und Pfeffer

Zubereitung:
1. Zwiebel fein hacken. Kokosfett erhitzen und die Zwiebel darin dünsten.
2. Apfel reiben und zusammen mit den anderen Zutaten in die Pfanne geben und noch kurz dünsten.

GEMÜSEBRÜHE

Ergibt 4 Portionen

Fertig in: 60min   Schwierigkeit: leicht

1 Zwiebel	
1 Knoblauchzehe	1 Stange Lauch
3 Karotten	6 Champignons
1 Stangensellerie	Olivenöl zum Braten
2 Kartoffeln	**1l Wasser**
2EL Schnittlauch	Salz und Pfeffer
2El Petersilie	Ggf. Gemüsebrühepulver

LOS GEHT´S

1. Zwiebel und Knoblauch schälen und klein hacken. Karotten und Kartoffeln gründlich waschen und in kleine Stücke schneiden. Sellerie und Lauch waschen und in Stücke schneiden. Champignons waschen und vierteln.
2. Öl in einem Topf erhitzen, Zwiebel und Knoblauch glasig dünsten.
3. Karotten, Sellerie und Lauch hinzugeben und das Gemüse bei geringer Hitze, geschlossenem Deckel und gelegentlichen Rühren 5 bis 10 garen.

4. Wasser, Kartoffeln, Champignons und Kräuter hinzugeben und mit Salz und Pfeffer würzen.
5. Das Ganze 50 Minuten köcheln lassen und gegebenenfalls mit etwas Gemüsebrühenpulver nachwürzen.
6. Servieren und genießen.

WINTERLICHE SPEKULATIUSCREME

Gerade in der kalten Jahreszeit gehört Spekulatius zum Alltag – doch verarbeitet zu einer leckeren Creme lässt sich der Spekulatius nicht mehr nur als Keks, sondern auch als Brotaufstrich genießen.

Schwierigkeitsgrad: leicht
Portionen: 2
Zubereitungsdauer: 15 Minuten

ZUTATEN
25 g Kokosöl, geschmolzen
25 g Margarine
100 g Gewürzspekulatius, vegan
50 ml Pflanzendrink
¼ Teelöffel Zimt
½ Teelöffel Vanilleextrakt
¾ Teelöffel Spekulatiusgewürz
½ Esslöffel Puderzucker
Abrieb einer Bio-Zitrone

ZUBEREITUNG
Die Zutaten alle zusammen in eine Schüssel geben und mithilfe eines Pürierstabs verarbeiten bis sich eine homogene Masse mit einer möglichst cremigen Konsistenz ergibt. Alternativ kann auch ein leistungsstarker Mixer verwendet werden um die

Cremeherzustellen.

Die Spekulatiuscreme in Schraubgläser umfüllen und im Kühlschrank lagern. Dort hält sich die Creme dann rund zwei Wochen.

GEFÜLLTE ZUCCHINI

Leicht gemacht und auch mit veganem Käse lecker sind die gefüllten Zucchini mittags genau das richtige Gericht.

Zutaten:

1 große Zucchini
70 Gramm Kidneybohnen
50 Gramm Mais
80 bis 100 Gramm veganer Käse
1 EL Pflanzenöl
Salz und Pfeffer

Zubereitung:

Zucchini längs durchschneiden und ausschaben. Das Fruchtfleisch in Würfel schneiden.

Kidneybohnen und Mais abspülen und mit den Zucchiniwürfeln und Gewürzen sowie Öl vermischen.

Die halben Zucchinis kommen nun in eine Ofenform und werden mit dem Gemüse gefüllt. Der vegane Käse wird drübergestreut und die Zucchini müssen für rund 25 bis 30 Min im vorgeheizten Ofen bei 180 Grad gebacken werden.

KARTOFFELPUFFER MIT HEIDELBEERSOßE

Zubereitungszeit: 25 Minuten
2 Portionen

Zutaten:
350 g Kartoffeln
2 Frühlingszwiebeln (grüner Anteil)
100 g Heidelbeeren
1 TL brauner Rohrzucker
3 EL Dinkelmehl
4 EL Rapsöl
2 EL Wasser
1 EL Backpulver
Salz und Pfeffer

Zubereitung:

Zunächst einen Eiersatz zubereiten. Hierfür 2 EL Dinkelmehl in ein Schälchen geben und mit 2 EL Öl, dem Wasser und dem Backpulver verrühren. Wer Dinkel nicht verträgt, greift beim Mehl auf eine glutenfreie Mehlmischung zurück. Bei einer Unverträglichkeit gegenüber Backpulver, greifen Sie am besten auf Weinsteinbackpulver zurück.
Frühlingszwiebeln waschen und in dünne Ringe schneiden. Kartoffeln waschen, schälen und mit einer

Reibe fein raspeln. Beides in eine Schüssel füllen und mit ein wenig Salz und Pfeffer vermengen. Nun den Eiersatz unter die Masse heben.

Das restliche Öl in einer Pfanne erhitzen. Die Masse portionsweise in die Pfanne geben und von beiden Seiten für 3-4 Minuten ausbacken.

Heidelbeeren waschen. Beeren in einer separaten Pfanne erhitzen und mit dem Zucker bestreuen. Bei mittlerer Temperatur den Zucker karamellisieren lassen. Gelegentlich umrühren.

Kartoffelpuffer aus der Pfanne holen und auf einem Küchenpapier abtropfen lassen.

Puffer gemeinsam mit der Heidelbeersoße auf zwei Tellern anrichten und servieren.

Hinweis: Die Kartoffelpuffer eignen sich auch hervorragend als vegane Burgerpatties.

SPINAT BOWL

Kalorien: 224,2 kcal | Eiweiß: 3,9 g | Fett: 15,2 g | Kohlenhydrate: 16,3 g

Zubereitungszeit: 30 Minuten

Zutaten für eine Portion:

50 Gramm Rote Bete | 50 ml Kokosmilch | 1/2 TL Meerrettich | 1/2 TL Masala Gewürzmischung | 50 Gramm Blattspinat | 2 Radieschen | 2 gelbe Kirschtomaten | 2 EL Granatapfelkerne | 1 EL Cashewkerne

Zubereitung:

Die rote Bete in der Kokosmilch mit dem Meerrettich und dem Masala für 20 Minuten kochen. Mit dem Stabmixer pürieren und in die Bowl geben. Den Blattspinat grob hacken und für 2 Minuten in kochendem Wasser blanchieren. In die Bowl geben. Radieschen und Tomaten klein schneiden und auf der Bowl verteilen. Mit Granatapfelkernen und Cashewkernen bestreuen.

KARTOFFELSUPPE VEGAN

2 Portionen
100 gr Räuchertofu
½ kg Kartoffeln
½ Liter Gemüsebrühe
etwas Sojamilch
2 EL Hefeflocken
1,5 EL Olivenöl
1 Bund Suppengemüse
1 Zwiebel
frischer Schnittlauch
etwas Pfeffer
etwas Salz

Schälen Sie zuerst die Kartoffeln und würfeln Sie sie. Die Karotten aus dem Suppengemüse schneiden Sie in Scheiben und den Sellerie schneiden Sie in Stücke. Auch den Lauch schneiden Sie in Scheiben.

Hacken Sie die Zwiebeln klein und würfen Sie den Räuchertofu.
Braten Sie dann den Räuchertofu in einem Topf mit Oliven an, geben Sie die Zwiebeln hinzu und braten Sie beides für etwa 4 Minuten weiter an.

Danach geben Sie das Gemüse und die Kartoffeln dazu. Löschen Sie alles mit Gemüsebrühe ab und lassen Sie es für etwa 15 Minuten köcheln, bis alles schön durch ist.

Wenn alles schön weich gekocht ist, pürieren Sie die Suppe mit dem Pürierstab. Rühren Sie die Hefeflocken und etwas Sojamilch unter.
Zum Schluß schmecken Sie die Suppe nur noch mit Salz und Pfeffer je nach Geschmack ab und servieren Sie mit Schnittlauch garniert.

VOLLKORNSANDWICH MIT SPINAT

Zubereitungszeit: **10 Minuten**

Portionen: **2**

Zutaten:
- 1 Tomate
- 1 Avocado
- 4 Scheiben Volkorntoast
- ¼ Salatgurke
- 1 Prise Kala Namak
- Ein paar Basilikumblätter
- 2 Handvoll Babyspinat

Zubereitung:
Tomate und Avocado halbieren und in Scheiben schneiden.
Gurke schälen, halbieren und der länge nach in dünne Scheiben schneiden.
Basilikum und Spinat waschen.
Die unteren Toastscheiben mit Avocado belegen und mit Kala Namak bestreuen. Dann die Gurkenscheiben, Spinat, Tomatenscheiben und Basilikum drauflegen. Die zweite Tiasthälfte drüberlegen.
Sandwich diagonal schneiden oder halbieren.

KÜRBIS PORRIDGE

Portionen: **8** - VORBEREITUNG: **10 MINUTEN** – ZUBEREITUNG: **15 MINUTEN**   Einfach

Diese Porridge-Variante mit Kürbis und Pekannüssen schmeckt besonders gut – auch als Dessert.

- 1 Tasse Mandelmilch
- 1 Tasse Kürbispüree
- 1 Tasse Haferflocken
- 1 Löffel gemischte Gewürze
- Etwas gehackte Pekannüsse

1) Alle Zutaten außer die Pekannüsse in einen Topf geben und für 10 Minuten kochen.
2) Mit Honig oder Agavensirup versüßen und mit Nüssen servieren.

Kalorien: 272; Fett: 14g; Kohlenhydrate: 43g; Ballaststoffe: 5g; Protein: 12g

KAROTTENPUFFER MIT MEXIKANISCHER GUACAMOLE

Nährwerte: Kalorien: 517,6 kcal, Eiweiß: 5,7 Gramm, Fett: 7,2 Gramm, Kohlenhydrate: 31,2 Gramm

Für eine Portion benötigst du:
120 Gramm Karotten
1 Kartoffel
2 EL Haferkleie
1 EL Maismehl
1 EL Kerbel, gehackt
Salz und Pfeffer
Öl zum Braten

Für die Guacamole:
1/2 Avocado
1 Knoblauchzehe
1 Chili
1 EL Minze, gehackt
1 EL Limettensaft
1 EL Soja-Joghurt

So bereitest du dieses Gericht zu:
Karotten und Kartoffel raspeln und mit der Haferkleie, dem Maismehl, Kerbel, Salz und Pfeffer vermengen. Aus dem Teig einen Puffer formen und diesen in etwas Öl für gut 3 Minuten pro Seite braten.

Die Avocado mit der Gabel zerdrücken und mit gehacktem Knoblauch, gehackter Chili, der Minze, Limettensaft und Soja-Joghurt verrühren. Zum Puffer anrichten.

KÜRBISSUPPE MIT GEBRATENEN WEINTRAUBEN

Nährwerte:

- Kalorien: 213,7 kcal
- Eiweiß: 3,8 Gramm
- Fett: 9,5 Gramm
- Kohlenhydrate: 26,7 Gramm

Für eine Portion benötigst du:

- 100 Gramm Kürbis
- 1/2 rote Zwiebel
- 1 TL Rapsöl
- Saft einer halben Zitrone
- 1 Messerspitze Currypulver
- 200 ml Gemüsebrühe
- 2 EL Kokosmilch
- Salz und Pfeffer
- 4 Weintrauben kernlos
- 2 Perlzwiebel
- 1/2 TL Traubenkernöl
- 1 TL Schnittlauch-Röllchen

So bereitest du dieses Gericht zu:

Den Kürbis und die Zwiebel würfeln und im Rapsöl gut anbraten. Mit dem Zitronensaft ablöschen und das Currypulver einrühren. Mit der Brühe und der Kokosmilch aufgießen und alles für 8 Minuten kochen lassen. Mit Salz und Pfeffer abschmecken. In der Zwischenzeit die Weintrauben und die Perlzwiebeln vierteln und im Traubenkernöl gut anbraten. Die Suppe anrichten, mit den Trauben garnieren und mit Schnittlauch bestreuen.

MANDEL-TOFU-LAIBCHEN

Für: 2-3 Personen
Schwierigkeitsgrad: normal
Dauer: 20 Minuten Gesamtzeit
Zutaten
200g Seidentofu
1 EL Flohsamenschalen
3 EL gemahlene Mandeln
nach Wahl: etwas zum Süßen (z.B. Xylitol) oder Salz und andere Gewürze (z.B. Kurkuma)
2-3 EL Sesam oder Leinsamen
Kokosöl zum Braten
Zubereitung
Zunächst den Tofu mit einer Küchenrolle abtupfen und dann mit einer Gabel zerdrücken.
Restliche Zutaten bis auf den Sesam und die Leinsamen zum Tofu geben.
Das Ganze für knappe 10 Minuten ziehen lassen.
Jetzt kleine Laibchen aus der Masse formen und im Sesam und den Leinsamen wenden.
Kokosöl in einer Pfanne erhitzen und die Laibchen von beiden Seiten goldbraun braten.

PIZZA CHICAGO

Für 2 Portionen
Zubereitungszeit: 45 Minuten
Schwierigkeitsgrad: leicht

Zutaten:
Pizzateig vegan für 2 Pizzen
2 Paprikaschoten
1 Dose Tomaten
120 Gramm Cashewkerne
1 Beutel Pulled Soja, 75 Gramm
½ Ananas
2 Knoblauchzehen
2 Teelöffel Hatcho Miso
Hefeflocken
Rauchpaprika
Apfelsüße
Liquid Smoke
Paprikapulver, Oregano, Salz, Pfeffer
Olivenöl

Zubereitung:
1. Pizzateig ausrollen. Tomaten mit Salz, Oregano, Pfeffer und Olivenöl verrühren. Aus Hatcho Miso, Rauchpaprika, Portwein, Apfelsüße und Liquid Smoke eine Barbecue-Sauce herstellen.

2. Sojaschnetzel ca. 15 Minuten in heißem Wasser einweichen, ausdrücken und mit Öl anbraten. Barbecue-Sauce dazugeben.
3. Paprikaschoten in Streifen schneiden. Cashewkerne zu Paste verblenden. Knoblauchzehen pressen und mit Olivenöl mischen. Ananas in Würfel schneiden.
4. Tomatensauce auf den Teig streichen, Rauchpaprika und Cashewkerne darübergeben. Sojaschnitzel, Ananas, Paprika und Knoblauchöl auf dem Teig verteilen.
5. Pizza bei 250 Grad Ober- und Unterhitze 8 Minuten backen. Oregano über die Pizza streichen.

AVOCADO-TOMATENSALAT

Ergibt 2 Portionen

Fertig in: 10min   Schwierigkeit: leicht

6 Tomaten	2EL Olivenöl
1 Avocado	1EL Apfelessig
2 Schalotten	Stevia
½ Bund Petersilie	Pfeffer und Salz
10 Blättchen Basilikum	

LOS GEHT´S

1. Tomaten waschen, vom Strunk entfernen und in kleine Stücke schneiden.
2. Avocado halbieren, entkernen, Fruchtfleisch mit einem Löffel heraustrennen und in kleine Würfel schneiden.
3. Schalotten schälen und klein hacken.
4. **Petersilie und Basilikum waschen und klein hacken.**
5. Tomaten, Schalotten und Kräuter in eine Schüssel geben und gut vermischen.
6. Für das Dressing: Olivenöl und Apfelessig in einem Schälchen gut vermischen. Mit Stevia, Pfeffer und Salz abschmecken.

7. Alle Zutaten in ein Schüssel geben und gut vermengen.
8. Servieren und genießen.

FRÜHSTÜCKSBREI MIT MANDELN (LOW CARB)

Dieser Frühstücksbrei ist neben den leckeren Mandeln eine super Alternative zu kohlenhydratreichen Frühstücksmöglichkeiten – denn hier kommt eine leckere Mahlzeit mit wenigen Kohlenhydraten, was mit Hanfsamen als Topping auch noch ein echter Eiweißlieferant ist!

Schwierigkeitsgrad: leicht
Portionen: 2
Zubereitungsdauer: 10 Minuten
Koch-/Backzeit: 10 Minuten

ZUTATEN
100 g gemahlene Mandeln
200 ml Mandelmilch
200 ml Wasser
2 Teelöffel Flohsamenschalen
2 Teelöffel Vanille Extrakt
2 Teelöffel Xylit
2 Teelöffel Zimt
2 Prisen Salz
Beeren
Chiasamen
Hanfsamen
Kokosraspeln
Mandelblättchen

ZUBEREITUNG

Zunächst die Mandelmilch zusammen mit dem Wasser in einen Topf gießen und die gemahlenen Mandeln, Flohsamen sowie die Gewürze mit in den Topf hinzugeben.

Die Mandelmilch mit den anderen Zutaten auf niedriger Hitze unter permanentem Rühren erhitzen bis die Mandelmilch beginnt anzudicken – dabei darauf achten, dass die Milch nicht zu kochen beginnt.

Sobald die Milch andickt alles in Schalen umfüllen und einen kurzen Moment abwarten damit der Brei ein wenig abkühlen kann.

Im Anschluss können die übrigen Zutaten für das Topping auf dem Frühstücksbrei verteilt werden.

JOGHURT MIT OBST UND AMARANTH

Snacks müssen nicht immer herzhaft oder mit Kochen verbunden sein. Wie wäre es denn einfach mit veganem Joghurt, Obst und einigen Extras?

Zutaten:

200 Gramm Sojajoghurt, möglichst ungesüßt
40 Gramm Amaranth, gepoppt
1 Banane
½ Mango
10 Gramm Kakaonibs
10 Gramm Kokosraspel

Zubereitung:

Alle Zutaten bis auf das Obst miteinander vermischen. Wenn du es süß magst, kannst du ein wenig Kokosblütenzucker nehmen.

Die Banane und die Mango in grobe Stücke zerteilen und vermixen.

Nun schichtest du den Joghurt-MIx und die Fruchtsoße immer abwechselnd in ein Glas. Am besten kommt der Joghurt noch bis zum Servieren in den Kühlschrank.

SCHNITTLAUCHPOLENTA

Zubereitungszeit: 25 Minuten
2 Portionen

Zutaten:
100 g Maisgries
400 ml Wasser
50 g frischer Schnittlauch
1 TL Olivenöl
1 TL Knoblauchöl
Salz

Zubereitung:

Salzwasser in einem Topf aufkochen lassen und den Maisgries einrühren. Abgedeckt bei mittlerer Hitze für 8-10 Minuten köcheln lassen. Gelegentlich umrühren.
In der Zwischenzeit den Schnittlauch waschen, trocken schütteln und fein hacken.
Polenta vom Herd nehmen und den Schnittlauch sowie das Oliven- und Knoblauchöl einrühren und für weitere 10-15 Minuten abgedeckt köcheln lassen. Erneut gelegentlich umrühren.
Topf vom Herd nehmen und Polenta auf zwei Tellern oder in zwei Schälchen anrichten und servieren.

SUPPE MIT KICHERERBSEN UND KOKOS

Kalorien: 71,4 kcal | Eiweiß: 2,5 g | Fett: 0,5 g | Kohlenhydrate: 13,9 g

Zubereitungszeit: 25 Minuten

Zutaten für eine Portion:

1 kleine Zwiebel | 20 Gramm Stangensellerie | 1 TL Ingwer gerieben | eine Messerspitze Paprikapulver scharf |1 TL Kokosöl | 2 EL Weißweinessig | 150 ml Gemüsebrühe | 50 ml Kokosmilch | 100 Gramm Kichererbsen eingeweicht | 1 EL geröstete Kokosraspeln | etwas Zitronenabrieb

Zubereitung:

Die Zwiebel und den Stangensellerie klein schneiden und mit dem Ingwer und dem Paprikapulver im Kokosöl anrösten. Mit dem Essig ablöschen und mit der Brühe aufgießen. Die Kichererbsen hinzugeben und für 20 Minuten köcheln lassen. Mit der Kokosmilch verfeinern, anrichten mit Kokosraspeln und Zitronenabrieb bestreuen.

HUMMUS

Die orientalische Kichererbsenpaste passt nicht nur zu Bulgur- oder Couscous-Salaten, sondern auch auf Fladenbrot. Eine Alternative ist fertiger Hummus, den man inzwischen in fast jedem Supermarkt kaufen kann.

3 Portionen
300 gr getrocknete Kichererbsen
150 gr Sesampaste (gibt es im türkischen Supermarkt)
4 EL Olivenöl
1 TL Kreuzkümmel
2 Knoblauchzehen
Saft von zwei Zitronen
1 TL Paprikapulver
2 Stängel glatte Petersilie
Salz und Pfeffer

Kichererbsen über Nacht in Wasser einweichen lassen, abtropfen lassen und in einem Topf mit frischem Wasser bedecken. Zwei Stunden bei niedriger Temperatur kochen lassen.
Kichererbsen abschütten, dabei ein bißchen vom Sud zurückbehalten. Mit einem Mixer oder einem Pürierstab die Erbsen pürieren. Dabei Zitronensaft und ein bißchen Sud hinzugeben, bis eine cremige Mischung entstanden ist.

Die Sesampaste, drei EL Öl, Kreuzkümmel, die zerdrückten Knoblauchzehen untermengen und mit Pfeffer und Salz abschmecken. Hummus zwei Stunden kalt stellen. Zum Servieren einen EL Öl mit dem Paprikapulver vermischen und zusammen mit der Petersilie den Hummus dekorieren.

NUDELN MIT RAHMSAUCE

Zubereitungszeit: **15 Minuten**

Portionen: **4**

Zutaten:
- 2 rote Zwiebeln
- 500 g vegane Vollkornnudeln
- 400 g Champignons
- 4 EL Mandelmus
- 1 Knoblauchzehe
- 1 EL Olivenöl
- 400 g Babyspinat
- Salz und Pfeffer
- ½ TL Muskat
- 1 Handvoll Mandeln
- 400 ml Mandelmilch

Zubereitung:
Nudeln nach Anleitung kochen.
Knoblauch und Zwiebeln schälen und hacken. Pilze putzen und in Scheiben schneiden.
Etwas Öl in einer Pfanne erhitzen und darin Knoblauch und zwiebel dünsten. Pilze zugeben und für 5 Minuten braten.
Milch und Mandelmus mitienander verrühren. Mit Salz und Pfeffer bestreuen und anschließen die Mischung zu den Pilzen geben und aufkochen lassen.

Den Babyspinat zugeben und zerfallen lassen. Die Sauce mit Gewürzen abschmecken.
Mandeln hacken und in einer Pfanne ohne Öl anrösten.
Nudeln mit Sauce servieren und die Mandeln drüberstreuen.

GEBRATENER SPARGEL

Portionen: 4 - VORBEREITUNG: **15 MINUTEN** – ZUBEREITUNG: **14 MINUTEN** Vegetarisch & Schnell

Den Lachs mit der Dillsoße und dem Spinat auf Tellern anrichten und mit Schnittlauch bestreuen.

190°C Backen
- 225g Spargelstangen
- 2 TL gehackter Knoblauch
- 1 ½ EL Pflanzenöl
- ½ TL Kreuzkümmelkerne, gemahlen
- Etwas schwarzer Pfeffer, gemahlen
- 2 EL Mandeln, zerkleinert

51)
1) In einer Schüssel den Lachs hinzufügen und mit einer Gabel vollständig zerdrücken. Eier, Petersilie, Salz und Pfeffer hinzufügen. Gut mischen.
2) Aus Mischung 16 gleich große Kroketten bilden.
3) In einer Schüssel Öl mit Semmelbrösel vermengen und Kroketten darin wenden.
4) Für 7 Minuten Kroketten bei 190°C in 2 Durchgänge frittieren

52)
Pro Portion: Kalorien: 110; Fett: 7g; Kohlenhydrate: 5g; Ballaststoffe: 0g; Protein: 4g

SUPPE MIT SELLERIE UND KARDAMOM

Nährwerte: Kalorien: 101,1 kcal, Eiweiß: 2,2 Gramm, Fett: 5,5 Gramm, Kohlenhydrate: 4,2 Gramm

Für eine Portion benötigst du:
100 Gramm Sellerie
2 Knoblauchzehen
1 TL Öl
1 Spritzer Vermouth
200 ml Gemüsebrühe
1 Lorbeerblatt
1 Messerspitze Kardamom, gemahlen
1 Prise Piment
Salz und weißer Pfeffer
1 TL Schnittlauch-Röllchen

So bereitest du dieses Gericht zu:
Sellerie und Knoblauch klein schneiden und im Öl anrösten. Mit Vermouth ablöschen und mit Brühe aufgießen. Lorbeerblatt, Kardamom, Piment, Salz und weißen Pfeffer hinzugeben und für 8 Minuten kochen. Das Lorbeerblatt herausnehmen, die Suppe pürieren, anrichten und mit Schnittlauch garnieren.

WALDORF- SALAT

Nährwerte:

- Kalorien: 221,5 kcal
- Eiweiß: 6 Gramm
- Fett: 11,3 Gramm
- Kohlenhydrate: 22,3 Gramm

Für eine Portion benötigst du:

- 60 Gramm Sellerie geraspelt
- 1/2 Möhre geraspelt
- 1/2 saurer Apfel geraspelt
- 1 Passionsfrucht
- 1/4 rote Zwiebel gehackt
- Salz und Pfeffer
- 1 TL Apfelessig
- 80 Gramm Sojajoghurt
- 1 EL Liebstöckel gehackt
- 2 EL geröstete und gehackte Walnüsse

So bereitest du dieses Gericht zu:

Alle Zutaten in eine Schüssel geben und gut durchmischen. Für mindestens 15 Minuten ziehen lassen, anrichten und schlemmen.

VEGANER AVOCADO-LIMETTEN REIS

Für: 2 Personen
Schwierigkeitsgrad: einfach
Dauer: 25 Minuten Gesamtzeit
Zutaten
260 g Reis
2 Avocados
2 Esslöffel Limettensaft
1/2 Bund Koriander
1 Knoblauchzehe
1 Teelöffel Kreuzkümmel
Salz, Pfeffer
Zubereitung
Reis laut Packungsbeilage oder je nach Geschmack kochen oder dünsten.
Avocado vom Fruchtfleisch entfernen. Koriander grob hacken. Knoblauch schälen und hacken.
Alles mit Limettensaft zu einer Creme pürieren. Mit Kreuzkümmel, Salz und Pfeffer abschmecken.
Dann die Avocadocreme mit dem Reis vermengen und servieren. Eignet sich als Hauptspeise genauso wie als Beilage.

ROTE-BETE-PIZZA

Für 4 Portionen
Zubereitungszeit: 60 Minuten
Schwierigkeitsgrad: leicht

Zutaten:
Für den Teig:
230 Gramm gemahlene Sonnenblumenkerne
60 Milliliter Kokosöl
Meersalz
1 Rote Bete
½ Teelöffel getrocknete Petersilie

Für den Belag:
1 Zwiebel, in Scheiben
1 Stange Staudensellerie, in Scheiben
1 Tomate, in Scheiben
1 Handvoll frisches Basilikum, gehackt
2 Frühlingszwiebeln, in Ringen
Vegane Tomatensauce

Zubereitung:
1. Teig aus den Zutaten bereiten, dazu die Rote Bete schälen und fein reiben.
2. Teig auf einem mit Kokosöl bestrichenen Backblech ausrollen. Auf dem Teig die Tomatensauce verteilen, den Belag auf den Teig geben. Bei 150 Grad Umluft 45 Minuten backen.

GEBRATENE ZUCCHINI

Ergibt 2 Portionen

Fertig in: 20min   Schwierigkeit: leicht

200g Zucchini
2 Frühlingszwiebeln
1EL Sesamöl

Chiliflocken, Curry
Salz und Pfeffer

LOS GEHT´S
1. Frühlingszwiebeln waschen und in kleine Stücke hacken.
2. Zucchini waschen und die Enden abschneiden. Danach die Zucchini in dünne Streifen schneiden.
3. Öl in einer Pfanne erhitzen und Gemüse hinzugeben.
4. Mit Chiliflocken, Curry, Salz und Pfeffer würzen und bei mittlerer Hitze ca. 10 Minuten goldbraun anbraten..
5. Warm servieren und genießen.

POWER-DRINK MIT KAROTTEN UND ORANGEN (LOW CARB)

Ein kohlenhydratarmes Frühstück, welches einen Vitaminkick am Morgen verleiht – gesunde Nährwerte inklusive. Ein optimales Frühstück, wenn es einmal schnell gehen muss und doch lecker sein soll!

Schwierigkeitsgrad: leicht
Portionen: 2
Zubereitungsdauer: 5 Minuten

ZUTATEN
  2 Gramm Ingwer
  100 g Apfel
  200 ml Wasser
  2 Prisen Zimt
  2 Möhren
  2 Orangen

ZUBEREITUNG
Zu Beginn die Orange in zwei Hälften schneiden und den Saft mithilfe einer Zitronenpresse herauspressen.
Die Möhren mithilfe eines Sparschälers schälen und in kleine Stücke schneiden. Den Apfel zunächst waschen, dann in vier gleich große Stücke schneiden, das Kerngehäuse entfernen und das Fruchtfleisch in Würfel teilen.

Dann den Ingwer zuerst schälen und diesen dann ebenfalls kleinschneiden.

Alle Zutaten zusammen mit dem Wasser in ein hohes Gefäß geben und mit einem Pürierstab zu einem Frühstücksdrink verarbeiten. Diesen in ein Glas umfüllen und servieren.

KÜRBISSUPPE

Eine leckere Suppe mit Kürbis darf im Herbst einfach nicht fehlen und ist ohne Probleme auch vegan möglich.

Zutaten:

1 Kürbis (Hokkaido, mittelgroß)
1 Zwiebel
100 ml Kokosmilch
Ein gut 5 cm großes Stück Ingwer
750 ml Gemüsebrühe
Salz, Pfeffer, Curry und Chilipulver nach Geschmack
Eventuell ein wenig Agavendicksaft

Zubereitung:

Entferne zuerst die Kerne aus dem Kürbis und schneide diesen in Würfel.
Die Zwiebel wird fein gehackt und in ein wenig Pflanzenöl in einer Pfanne angebraten.
Nun kommt der Kürbis mit dazu. Beides mit der Gemüsebrühe ablöschen. Alle Gewürze und der Agavendicksaft kommen jetzt genau wie der geriebene Ingwer dazu. Schmecke die Mischung nach deinem Geschmack ab.
Nun muss alles vor sich hin köcheln, bis der Kürbis weich ist. Alles wird jetzt mit einem Pürierstab gemixt, bis eine cremige Suppe entsteht.
Die Kokosmilch kommt direkt vor dem Servieren mit in die Suppe.

RHABARBER-MANDEL-KOMPOTT

Zubereitungszeit: 20 Minuten
2 Portionen

Zutaten:
250 g frischer Rhabarber
50 ml Mandelmilch
1 TL Ahornsirup
1 EL Zitronensaft
¼ Vanilleschote
2 EL gehackte Mandeln

Zubereitung:

Rhabarber waschen, schälen und in mundgerechte Stücke schneiden.
Mandelmilch auf dem Herd erhitzen und den Rhabarber darin bei mittlerer Temperatur für 8-12 Minuten weich kochen.
Vanilleschote längs auskratzen. halbieren und das Mark mit einem scharfen Messer auskratzen.
Topf vom Herd nehmen und das Vanillemark, den Ahornsirup und den Zitronensaft einrühren.
Gehackte Mandeln in einer Pfanne für 2-3 Minuten goldbraun anrösten.

Kompott in zwei Schälchen anrichten, mit den gehackten Mandeln bestreuen und servieren.

GARAM MASALA LINSEN

Kalorien: 250,4 kcal | Eiweiß: 18 g | Fett: 1,1 g | Kohlenhydrate: 40,5 g

Zubereitungszeit: 35 Minuten

Zutaten für eine Portion:

1/2 Zwiebel | 1 Zehe Knoblauch | 1/2 TL Ingwer gerieben | 1/2 TL Garam Masala | eine Messerspitze Anispulver | 1 TL Kokosöl | 1 EL Apfelessig | 150 ml Gemüsebrühe | 60 Gramm rote Linsen | 30 Gramm Kohlrabi klein gewürfelt | 1/2 Lorbeerblatt | Salz | Pfeffer | 1 EL Zitronenmelisse gehackt

Zubereitung:

Zwiebel und Knoblauch klein schneiden und mit dem Ingwer im Kokosöl anbraten. Mit Garam Masala und Anis würzen und mit Apfelessig ablöschen. Mit der Brühe aufgießen und Linsen. Kohlrabi und Lorbeerblatt hinzugeben. Für 20 Minuten köcheln lassen und mit Salz und Pfeffer würzen. Anrichten und mit Melisse garnieren.

GRÜNKOHL-CHIPS SELBST GEMACHT

1 große Portion
Grundzutaten:
1 Bund Grünkohl
1 EL Oliven- oder Kokosöl
Salz
Je nach Geschmack: weitere Gewürze wie Chili, Paprikapulver oder Knoblauchpulver

Waschen Sie zuerst den Grünkohl gut und tupfen Sie ihn dann trocken. Entfernen Sie die harten Stengel und reißen Sie die Blätter in grobe Stücke. Danach geben Sie alles in eine große Schüssel.
Vermengen Sie den Grünkohl nun mit Salz, Öl und eventuellen weiteren Zutaten und mischen Sie alles gut mit den Händen durch.
Die Grünkohlblätter geben Sie nun auf das Blech eines Dörrautomaten und lassen sie dort bei 40° Grad für etwa 4 bis 6 Stunden trocknen, bis sie knusprig sind. Alternativ zum Dörrautomat können Sie die Grünkohlblätter natürlich auch in das Backrohr geben.

PAKSOI MIT TOFU

Zubereitungszeit: **15 Minuten**

Portionen: **2**

Zutaten:
- 100 ml Gemüsebrühe
- 80 g Champignons
- 2 Baby Paksoi
- 2 EL Olivenöl
- 1 EL Reiswein
- 1 TL Speisestärke
- 1 EL Sojasauce
- 1 TL Pfeffer
- 180 g Tofu

Zubereitung:
Champignosn putzen und in Scheiben schneiden. Paksoi waschen und in Streifen schneiden. Tofu würfeln.
Ök in einer Pfanne erhitzen und die Pilze darin anbraten. Mit Pfeffer würzen.
Dann Gemüsebrühe, Reiswein und Sojasauce zugeben und verrühren.
Den Paksoi darin für 5 Minuten schmoren lassen und anschließend auf 2 tellern verteilen.
Stärke zu den Champignons geben und verrühren. Tofu zugeben und weiter braten.
Zum Schluss die Pilze mit dem Paksoi servieren.

KARTOFFELN UND CHAMPIGNON GEBÄCK

Portionen: 4 - VORBEREITUNG: **5 MINUTEN** – ZUBEREITUNG: **20 MINUTEN** Fingerfood

Dieses Gebäck kann im Voraus zubereitet werden, in Plastikfolie verpackt und gekühlt aufbewahrt werden.

190°C Backen
- 680g Kartoffeln
- 1 EL Olivenöl
- 2 Zwiebeln
- 220g Champignon-Pilze, geschnitten
- 1 Tasse Sojacreme
- ¼ Tasse Gemüsebrühe
- 1 EL Nährhefe
- 1 Bund Zwiebeln, geschnitten
- Etwas Paprika
- 1 TL getrockneter Dill
- 1 TL Pfeilwurz
- Meersalz und Pfeffer
- 6 Blatt Filoteig
- Olivenöl

59)   60)

1)   Ihren Ofen auf 190° vorheizen und Auflaufform einfetten.

2)   In kochendem Wasser Kartoffelscheiben blanchieren, in kaltem Wasser tauchen und abtropfen lassen.

3) Öl in einer Pfanne erhitzen, Zwiebel dazugeben und weich garen. Champignon dazugeben und bis zum Verwelken kochen lassen. Dill dazu geben.
4) Pfeilwurzel mit 2 EL der Sojasahne mischen. Dann restliche Sojasahne, Brühe und Nährhefe unterrühren.
5) Kartoffeln, Zwiebel-Pilz Mischung und Zwiebel in die Auflaufform geben. Sahne Mischung, Paprika, Muskatnuss, Salz und Pfeffer über Kartoffelschicht streuen.
6) 20-25 Minuten goldbraun backen.
Pro Portion: Kalorien: 215; Fett: 7g; Kohlenhydrate: 36g; Ballaststoffe: 7g; Protein: 11g

ROTES MASSAMAN-CURRY MIT KARTOFFELN

Nährwerte: Kalorien: 447,9 kcal, Eiweiß: 4,4 Gramm, Fett: 32,1 Gramm, Kohlenhydrate: 32 Gramm

Für eine Portion benötigst du:
100 Gramm Kartoffeln
1 TL Massaman Currypaste
100 ml Kokosmilch
100 ml Gemüsebrühe
1 Messerspitze Lebkuchengewürz
50 Gramm Auberginen
50 Gramm Austernpilze
1/2 Pfirsich
Saft einer Limette
Salz und Pfeffer

So bereitest du dieses Gericht zu:
Kokosmilch und Brühe aufkochen und die Currypaste darin auflösen. Kartoffeln, Auberginen, Austernpilze und Pfirsich klein schneiden und hinzugeben. Mit Lebkuchengewürz, Zitronensaft, Salz und Pfeffer würzen und alles bei mittlerer Hitze für 5 Minuten köcheln.

MÜSLIRIEGEL

Nährwerte:

- Kalorien: 405,8 kcal
- Eiweiß: 8 Gramm
- Fett: 17,5 Gramm
- Kohlenhydrate: 51,4 Gramm

Für eine Portion benötigst du:

- 30 Gramm Haferflocken
- 15 Gramm Weizenkleie
- 1 EL Kokosflocken
- 2 Datteln
- 2 getrocknete Aprikosen
- 1 EL Haselnüsse geröstet
- 1 TL Agavendicksaft
- 1 EL Kokosöl
- 1 Prise Salz
- 1 Prise Zimt

So bereitest du dieses Gericht zu:

Alle Zutaten im Mixer zu einem dicken Brei mixen. Diesen auf ein mit Backpapier ausgelegtes Blech streichen und im Kühlschrank auskühlen lassen. Mit einem scharfen Messer in einzelne Riegel aufschneiden.

SPINAT-MANGO SALAT MIT QUINOA UND AVOCADO

Für: 2 Personen
Schwierigkeitsgrad: normal
Dauer: 35 Minuten Gesamtzeit

Zutaten

1 Rote Zwiebel (mittelgroß)
1 Mango (mittelgroß)
1 reife Avocado
150g Quinoa (ungekocht)
100g Spinat (frisch)
120g Schwarze Bohnen (über Nacht in kaltem Wasser eingeweicht)
2 EL Tahini
1 EL Zitronensaft
2 EL Olivenöl
1 frische Chilischote
grobes Meersalz, Pfeffer

Zubereitung

In einen Topf eingeweichte Bohnen geben und mit Wasser bedecken. Für 60 Minuten bei geringer Hitze köcheln lassen. Auskühlen.

Quinoa in einem Sieb kurz abspülen bis er klar wird. Bringe ca. 450 ml Wasser zum Kochen.

Quinoa dazu geben und 15 Minuten bei kleiner Flamme kochen lassen. So lange kochen lassen bis die Flüssigkeit verkocht ist. Alles durch den Sieb geben und abtropfen lassen.

Zwiebeln in feine Ringe schneiden, die Mango und Avocado schälen und in kleine Stücke schneiden.
Spinat waschen und trocken tupfen.
Schüssel her nehmen und das Dressing anrichten. Dafür alle Zutaten in einer kleinen Schüssel und verquirlen.
Alle Zutaten zusammen mischen und vor dem anrichten ca. 5 Minuten ziehen lassen.

NACHO BOWL

Für 2 Portionen
Zubereitungszeit: 40 Minuten
Schwierigkeitsgrad: leicht

Zutaten:
400 Gramm Kidneybohnen
1 Tasse Reis
1 Esslöffel Japapeno, grün
4 Esslöffel Tortilla-Chips
Salz und Pfeffer

Für das Gemüse:
2 Paprikaschoten
200 Gramm Pilze
1 Zucchini
Salz und Pfeffer

Für den Dip:
2 Avocados
Limettensaft
Salz und Pfeffer
1 Prise gemahlene Muskatnuss

Für den Salat:
2 Gemüsezwiebeln
1 Tomate
1 Salatherz

2 Esslöffel Olivenöl
1 Esslöffel Agavendicksaft
3 Esslöffel Weißweinessig
Salz und Pfeffer

Zubereitung:
1. Zucchini halbieren und in Scheiben schneiden. Paprika in Streifen und Pilze in Scheiben schneiden. Alles anbraten und würzen.
2. Vom Salatherz den Strunk abschneiden und das Salatherz in Streifen schneiden. Tomate in Würfel und Frühlingszwiebel in Ringe schneiden. Dressing aus dem Rest der Salatzutaten bereiten und alles vermischen.
3. Reis in Salzwasser kochen. Bohnen abgießen und dazugeben, kurz aufkochen lassen. Avocado mit den restlichen Zutaten im Mixer pürieren. Alles attraktiv anrichten.

COUSCOUSPFANNE

Ergibt 4 Portionen

Fertig in: 15min   Schwierigkeit: leicht

200g Tomaten
2 rote Paprika
100g Couscous
150ml Wasser

20g Pinienkerne
1 Zitrone
1EL Sesamöl
Salz und Pfeffer

LOS GEHT´S
1. Couscous nach Packungsanleitung zubereiten..
2. Tomaten und Paprika waschen und in kleine Stücke schneiden.
3. Öl in einer Pfanne erhitzen und Paprika und Tomaten 3 bis 5 Minuten dünsten.
4. Pinienkerne ohne Fett kurz anbraten und zu den restlichen Zutaten geben. Couscous hinzugeben und alles gut vermischen.
5. Servieren und genießen.

FESTIVAL

Eine in Jamaika sehr geläufige Vorspeise ist Festival, ein frittiertes Maisbrot.

Schwierigkeitsgrad: leicht
Portionen: 2
Zubereitungsdauer: 15 Minuten

ZUTATEN
75 g brauner Zucker
115 g Weizenmehl
150 g Maismehl
125 ml Pflanzenöl
½ Teelöffel Salz
1 Teelöffel Backpulver
1 Esslöffel Sojamehl

Zubereitung
Alle trockenen Zutaten in eine Schüssel geben, eine kleine Menge Wasser hinzugeben und beginnen den Schüsselinhalt zu einem festen Teig zu verarbeiten. Dabei solange Wasser nachgießen bis die feste Konsistenz erreicht ist.
Den Teig dann immer in gleich große Stücke reißen, diese dann in eine ovale Form kneten.

In eine gusseiserne Pfanne so viel Pflanzenöl gießen bis der Boden mehrere Zentimeter mit dem Öl bedeckt ist. Dieses dann auf etwa 190°C erhitzen.

Die ovalen Teigbälle dann zum Ausbacken in das heiße Öl legen und frittieren lassen bis der Teig eine goldbraune Färbung annimmt.

Die Teigbälle dann aus dem heißen Öl nehmen, auf einem Küchenpapier ausbreiten und so das überschüssige Fett abtropfen lassen.

LASSI MIT ZITRONE

Lassi und vegan - das passt nicht? Doch jetzt schon und dieser Lassi lässt sich gut mitnehmen und unterwegs genießen. Wie wäre es mit einem langen Spaziergang mit diesem Drink?

Zutaten:

250 ml Sojamilch
Saft einer halben Zitrone, frisch gepresst
Agavendicksaft oder Kokosblütenzucker nach Wunsch
Wenn du magst: Obst oder etwas Mohn

Zubereitung:

Mixe alle Zutaten gut zusammen und fülle den Lassi in einen dichten Becher um.

SESAM-SCHOKOLADEN-KUGELN

Zubereitungszeit: 20 Minuten
15-18 Kugeln

Zutaten:
100 g Sesam
100 g gemahlene Mandeln
2 EL Hirseflocken
70 g Ahornsirup
40 g Zartbitterschokolade
3 TL Kakaopulver
¼ Vanilleschote
Salz

Zubereitung:

Hirseflocken in eine Pfanne geben und für 2-3 Minuten anrösten, bis diese beginnen zu duften. Danach in eine Schüssel füllen.
Gemahlene Mandeln, Kakaopulver und eine Prise Salz hinzufügen und alles gut miteinander vermengen.
Vanilleschote längs halbieren, Mark mit einem scharfen Messer auskratzen und ebenfalls hinzufügen.
Zartbitterschokolade in einem Wasserbad oder in der Mikrowelle zerlassen und mit dem Ahornsirup in einer separaten Schüssel vermengen. Nun zu den trockenen

Zutaten dazugeben und zu einer homogenen Masse verarbeiten.

Sesamsamen in ein Schälchen füllen.

Ein Backblech mit einem Stück Backpapier auslegen. Aus der Masse mit den Händen kleine Kügelchen formen, in den Sesamsamen wenden und gleichmäßig auf dem Backblech verteilen. Falls die Masse etwas zu klebrig ist, die Hände einfach mit ein wenig Öl einreiben.

Für mindestens 1 Stunde im Kühlschrank abkühlen lassen und servieren.

GEMÜSEAUFLAUF

Kalorien: 32,6 kcal | Eiweiß: 12,8 g | Fett: 11,8 g | Kohlenhydrate: 40,8 g

Zubereitungszeit: 50 Minuten

Zutaten für zwei Portionen:

50 Gramm Aubergine | 100 Gramm Zucchini | 100 Gramm Brokkoli | 100 Gramm Süßkartoffel | 1 Tomate | 200 Sojasahne | Salz | Pfeffer | 1/2 TL Rosmarin gehackt | 1/2 TL Oregano |eine Messerspitze Kreuzkümmel gemahlen

Für den Hefeschmelz

30 Gramm Pflanzenmargarine | 20 Gramm Mehl | 1 TL Maismehl | 200 ml Gemüsebrühe | 50 Gramm Hefeflocken | Salz | Pfeffer | eine Messerspitze Koriander gemahlen

Zubereitung:

Das Gemüse klein schneiden und in eine Auflaufform geben. Die Sojasahne mit Salz, Pfeffer, Rosmarin, Oregano und Kümmel verrühren und über das Gemüse gießen. Für den Hefeschmelz die Margarine mit Mehl und Maismehl in einen Topf geben und leicht anrösten.

Mit der Gemüsebrühe aufgießen und unter ständigen rühren aufkochen. Die Hefeflocken und Gewürze einrühren. Für zwei Minuten köcheln lassen und über das Gemüse gießen. Das Backrohr auf 180° Celsius aufheizen und den Auflauf bei Ober- und Unterhitze für 35 Minuten backen.

ERDNUSS-SÜßKARTOFFEL CURRY MIT KOKOS-SAUCE

2 Portionen
30 gr gesalzene Erdnüsse
½ kg Süßkartoffeln
200 ml Kokosmilch
2 Zwiebeln
2 Karotten
½ EL Gemüsebrühe
1 Ingwerwurzel
1 EL Tomatenmark
1 EL Currypulver
etwas Sambal Oelek
1 Zehe Knoblauch
1 Bund Koriander
eine Prise Salz
zum Anbraten etwas

Schälen Sie zuerst die Zwiebel und würfeln Sie diese fein, danach pressen Sie den Knoblauch. Hacken Sie die Erdnüsse und den Ingwer klein und schälen Sie die Süßkartoffeln und die Karotten, welche Sie dann in 1 cm große Würfel schneiden.
Die Süßkartoffeln und die Karotten werden nun rundherum in heißem Öl in einem großen Bräter angeröstet, danach beiseite stellen.
Anschließend braten Sie die Zwiebeln in einer Pfanne an und geben Curry, Ingwer und Knoblauch nach und

nach hinzu.

Geben Sie die Brühe, Tomatenmark, Erdnüsse und Sambal Oelek hinzu und lassen alles mitrösten.
Mengen Sie die Kokosmilch bei und lassen Sie sie etwas einkochen. Dann geben Sie die Mischung in den Bräter zu den Süßkartoffeln dazu. Schmecken Sie alles mit Salz ab.
Nun lassen Sie das Curry im vorgeheizten Backrohr ohne Deckel für ca. 60 Minuten bei 180° Grad schmoren. Rühren Sie dabei immer wieder um.
Bevor das Curry serviert wird, bestreuen Sie dieses mit dem klein geschnittenen Koriander und reichen Sie zum Beispiel Basmatireis dazu.

MAIS SALAT

Zubereitungszeit: **5 Minuten**

Portionen: **2**

Zutaten:
- 1 Tl Sesamsamen
- 1 Dose Mais
- 2 Handvoll Salat
- 1 Dose Edamambohnen

Für das Dressing:
- 2 EL helle Sojasauce
- 1 EL Sesamöl

Zubereitung:
1. Bohnen und Mais abgießen und in eine Schüssel geben.
2. Salat waschen und klein schneiden. Dann mit in die Schüssel geben.
3. Dressingzutaten vermischen und über den Salat gießen. Mit Sesam bestreuen und servieren.

KARTOFFELN NACH SPANISCHER ART

Portionen: **2** - VORBEREITUNG: **15 MINUTEN** – ZUBEREITUNG: **25 MINUTEN**   Einfach

Diese rauchigen Kartoffeln eignen sich hervorragen als Beilage zu Reis.

160° Backen

- 2 EL Öl
- 3 EL Tomatenmark
- 1 TL geräucherte Paprika
- 800g Kartoffel, in kleine Stücke
- 4 Knoblauchzehen
- Handvoll Petersilienblätter, grob gehackt

70)   1)   Ofen auf 160°C vorheizen.

2)   Öl, Tomatenmark und Paprika mischen. Kartoffeln darin gut einreiben.

3)   Knoblauch mit der Messerscheibe zerquetschen und mit Kartoffeln auf ein Backblech legen.

4) Gut mit Salz und Pfeffer würzen. 40 Minuten braten. 5 Minuten vor Ende, mit Zitronensaft beträufeln

5) Mit Petersilie servieren.

Pro Portion: Kalorien: 217; Fett: 6g; Kohlenhydrate: 37g; Ballaststoffe: 3g; Protein: 5g

PILZRAGOUT MIT KARTOFFELN

Nährwerte: Kalorien: 261,4 kcal, Eiweiß: 8,2 Gramm, Fett: 14,8 Gramm, Kohlenhydrate: 13,6 Gramm

Für eine Portion benötigst du:
1 Zwiebel
150 Gramm Pilze
1 Kartoffel
1 EL Öl
30 ml Weißwein
50 ml Gemüsebrühe
1/2 TL Majoran
1 Prise Kümmel, gemahlen
Salz und Pfeffer
50 ml vegane Sahne
1 EL Petersilie, gehackt

So bereitest du dieses Gericht zu:
Zwiebel, Pilze und Kartoffel klein schneiden und zusammen im Öl gut anrösten. Mit dem Weißwein und der Brühe aufgießen und mit Majoran, Kümmel, Salz und Pfeffer würzen. Bei kleiner Hitze für 8 Minuten köcheln lassen. Die vegane Sahne und die Petersilie einrühren und anrichten.

JAPANISCHE RAMEN- NUDELN

Nährwerte:

- Kalorien: 166,2 kcal
- Eiweiß: 6,7 Gramm
- Fett: 5,9 Gramm
- Kohlenhydrate: 20,4 Gramm

Für eine Portion benötigst du:

- 1 rote Zwiebel
- 1/2 Paprika gelb
- 50 Gramm Brokkoli
- 2 Champignons
- 1 EL Sesamöl
- 80 Gramm Ramen Nudeln
- 100 ml Gemüsebrühe
- etwas Sojasauce
- 1 Messerspitze Chilipulver
- 1 EL Koriander gehackt

So bereitest du dieses Gericht zu:

Das Gemüse klein schneiden und im Sesamöl anrösten. Die Ramen Nudeln hinzugeben und mit der Brühe aufgießen. Bei kleiner Hitze für 5 Minuten köcheln lassen und mit Sojasauce, Chili und Koriander abschmecken.

VEGANER ZUCCHINIKUCHEN

Für: 8 Personen
Schwierigkeitsgrad: normal
Dauer: 55 Minuten Gesamtzeit
Zutaten
300g Zucchini
160g Öl
260g Dinkelmehl
80g Zucker
1Pk Vanillezucker
1Pk Backpulver
3EL Kakao
1TL Zimt
1Prise Salz
1EL Zitronensaft
25ml Wasser
Zubereitung
Backofen auf 180 Grad vorheizen (Ober- Unterhitze). Kuchenform mit Backpapier auslegen.
Zucchini zunächst schälen und dann mit einem Hobel fein reiben. In einer Schüssel mit den restlichen Zutaten zu einem glatten Teig rühren.
Teig in die Form geben und im Backofen für 40 Minuten backen.

ONE POT PASTA

Für 4 Portionen
Zubereitungszeit: 12 Minuten
Schwierigkeitsgrad: leicht

Zutaten:
500 Gramm Spaghetti
400 Gramm Tomaten, gehackt
1 Zwiebel
2 Knoblauchzehen
2 Esslöffel Oregano, gehackt
2 Esslöffel Olivenöl
1 Liter Gemüsebrühe
Chiliflocken
Salz, Pfeffer

Zubereitung:
1. Zwiebel und Knoblauch fein würfeln, Tomaten hacken.
2. Spaghetti, Tomaten, Zwiebel und Knoblauch in einen Topf geben, kochende Gemüsebrühe darübergießen. Olivenöl dazugeben und alles 11 Minuten kochen lassen. Abschmecken mit Chiliflocken, Salz und Pfeffer.

KARTOFFELN UND BOHNEN

Ergibt 2 Portionen

Fertig in: 30min	Schwierigkeit: leicht

8 mittelgroße Kartoffeln	1 EL Sesamöl
200g grüne Bohnen	Paprikapulver, Curry
1 Zwiebel	Salz, Pfeffer

LOS GEHT´S

1. Kartoffeln schälen, waschen und in dünne Scheiben schneiden.
2. Bohnen waschen, das Ende abschneiden und 3 Minuten in kochendes Wasser geben.
3. Zwiebel schälen und klein hacken.
4. Öl in einer Pfanne erhitzen und Zwiebeln anbraten. Kartoffeln hinzugeben und ca. 20 Minuten von beiden Seiten goldbraun anbraten.
5. Bohnen unterheben.
6. Mit Salz, Pfeffer, Curry und Paprikapulver abschmecken und gut verrühren.
7. Servieren und genießen.

MANGOLD MIT ROSINEN

Eine wirklich einfach zubereitete Vorspeise, die auch auf jeder Party ein absolutes Highlight darstellt. Verfeinert wird dieses Gericht durch schmackhafte Pinienkerne – zusammen mit Weißbrot ein echt leckeres Unterfangen!

Schwierigkeitsgrad: leicht
Portionen: 2
Zubereitungsdauer: 20 Minuten
Ruhezeit: 120 Minuten

ZUTATEN
25 g Rosinen
200 g Mangold
50 ml trockener Weißwein oder Gemüsebrühe
2 Esslöffel Olivenöl
2 Esslöffel Pinienkerne
½ Chilischote, rot
1 Knoblauchzehe
Salz

Zubereitung
Zunächst die Rosinen in eine kleine Schale geben und mit heißem Wasser bedecken, die Rosinen so für einen kurzen Moment stehen lassen.
Derweil den Mangold unter fließendem lauwarmen Wasser abspülen, danach die grünen Blätter entfernen und den Rest relativ grob zerhacken. Die Enden dabei

von den Stielen schneiden und diese dann in Streifen mit einer Breite von etwa 1 Zentimeter schneiden.

In einem Topf Salzwasser aufkochen und die Stiele des Mangolds darin für etwa 2 Minuten kochen. Dann die zuvor entfernten Mangoldblätter mit in den Topf geben und für 1 weitere Minute kochen lassen bis der Mangold eine bissfeste Konsistenz besitzt.

Den Topfinhalt dann durch ein Sieb abgießen, ordentlich kaltes Wasser darüber laufen lassen, den Mangold abtropfen lassen und auf einen großen Teller geben.

Anschließend die Chilischote ebenfalls waschen, dann ihren Stiel entfernen und die Schote selbst zusammen mit den Kernen in dünne Ringe kleinschneiden. Den Knoblauch hingegen schälen und in schmale Scheiben schneiden. Nachfolgend dann die Rosinen aus dem Wasser nehmen und abtropfen lassen.

Im nächsten Schritt Öl in eine Pfanne geben und auf Temperatur bringen. Unter mehrmaligen Rühren dann auf mittlerer Hitze die Chiliringe, die Knoblauchscheiben und die Pinienkerne andünsten bis die Pinienkerne beginnen sich leicht zu verfärben.

Den Pfanneninhalt mit dem Weißwein beziehungsweise der Brühe aufgießen und die abgetropften Rosinen einrühren. Das Ganze dann mit ein wenig Salz würzen und über den Mangold gießen. Den Mangold für mindestens 2 Stunden in der Marinade belassen.

Abschließend den Mangold noch einmal ordentlich in der Marinade umherwenden und gegebenenfalls noch einmal nachwürzen bevor das Gericht serviert wird.

LEINSAMEN-SONNENBLUMENKERN-CRACKER

Zubereitungszeit: 85 Minuten
20-25 Cracker

Zutaten:
75 g Leinsamen
75 g geschrotete Leinsamen
50 g Sonnenblumenkerne
200 ml Wasser
2 TL gemahlener Rosmarin
½ TL Pfeffer
½ TL Salz

Zubereitung:

Ofen auf 120 Grad Ober- und Unterhitze vorheizen.
Leinsamen, Sonnenblumenkerne und geschrotete Leinsamen in eine Schüssel geben und mit dem Wasser vermengen. Für 20-25 Minuten zum Aufquellen zur Seite stellen. Am besten warmes Wasser verwenden, so können die Leinsamen besser quellen.
Rosmarin, Pfeffer und Salz hinzufügen und alles zu einer homogenen Masse vermengen.
Ein Backblech mit einem Stück Backpapier auslegen und die Masse in beliebig großen Stücken auf dem Blech verteilen. Wer mag, kann auch kleine Röllchen formen.

Auf mittlerer Schiene für 50-55 Minuten backen.
Aus dem Ofen holen, vollständig auskühlen lassen und servieren.

LINSEN BURGER

Kalorien: 372,7 kcal | Eiweiß: 17,3 g | Fett: 13,5 g | Kohlenhydrate: 43,1 g

Zubereitungszeit: 20 Minuten

Zutaten für eine Portion:

100 Gramm Linsen gekocht | 50 Gramm Kürbis fein gerieben | 1 EL Ajvar | 1 getrocknete Tomaten klein gehackt | 1 EL Walnüsse gehackt | 3 EL Weizenkleie | 2 EL Dinkelmehl | Salz | Pfeffer | 1/2 TL Oregano | eine Messerspitze Kardamom gemahlen | eine Prise Piment | Kokosöl zum Braten

Zubereitung:

Alle Zutaten gut verkneten und fünf Minuten rasten lassen. Zu einem Burger Patty formen und im heißen Kokosöl für vier Minuten pro Seite braten.

TOFU MARINIERT VOM BLECH MIT FRÜHKARTOFFELN & „SPECK"

4 Portionen
500 gr Frühkartoffeln
400 gr Tofu
500 gr grüner Spargel
2 EL Polenta
1 Zitrone
3 EL Hefeflocken
2 EL Sojasauce
2 TL Senf
1 TL Ahornsirup
1 TL Olivenöl
1 TL Knoblauchpulver
1 ½ TL Salz
1 TL Thymian getrocknet
2 ½ EL Olivenöl

Lassen Sie zuerst den Tofu abtropfen. Wickeln Sie ihn in Küchenpapier und legen Sie ihn in einen tiefen Teller, um ihn dort mit einem Gewicht zu beschweren. Dadurch wird das überschüssige Wasser abgetropft. Mindestens 10 Minuten so stehen lassen.
Danach schneiden Sie den Tofu in 2 cm dicke Scheiben. Durchschneiden Sie die Scheiben diagonal, wodurch Dreiecke entstehen.
Rühren Sie den Sirup, das Knoblauchpulver, das Olivenöl, den Senf und die Sojasauce zu einer dicken

Marinade an.

Marinieren Sie nun den Tofu damit und lassen Sie ihn für mindestens 15 Minuten ziehen. Am besten wäre es, den marinierten Tofu über Nacht im Kühlschrank ziehen zu lassen.
Heizen Sie nun das Backrohr auf ca. 220° Grad Ober-/Unterhitze vor.
Der Tofu wird, wenn er fertig mariniert ist, in Hefeflocken gewendet und dann auf einem mit Backpapier ausgelegten Backblech verteilt. Halbieren Sie die Kartoffeln und vermengen Sie sie mit dem Polenta, dem Thymian, dem Salz und dem Olivenöl und geben Sie sie dann ebenfalls auf das Backblech zum Tofu dazu.
Danach schneiden Sie die Zitrone in ca. 5 mm dicke Scheiben und verteilen diese dann auf dem Tofu. Nun kommt alles ins Rohr und wird für etwa 20 Minuten geröstet.
Putzen Sie den Spargel und vermengen Sie ihn mit Salz und Olivenöl. Geben Sie ihn dann auf das Blech dazu und geben Sie die Zitronenscheiben vom Tofu nun auf den Spargel. Rösten Sie alles für weitere 20 Minuten im Rohr

GEMISCHTER SALAT

Zubereitungszeit: **10 Minuten**

Portionen: **2**

Zutaten:
- 100 Tofu
- 120 g Gurken
- 1 EL Balsamico
- Salz und Pfeffer
- 40 g Spinat
- 120 g Tomaten
- 20 g Rucola

Für die Sauce:
- 1 Knoblauchzehe
- Etwas Salz
- 1 EL Erdnussbutter
- 2 EL Pflanzenöl

Zubereitung:
1. Tofu würfeln und in einer Pfanne mit etwas Öl anbraten. Mit Salz und Pfeffer würzen.
2. Planzenöl, gepresster Knoblauch und Erdnussbutter in einer Schüssel vermischen und salzen.
3. Rucola und Spinat waschen. Salatgruke waschen, längs durchschneiden und in Stücke schneiden.

Tomaten waschen und Würfeln. Dann mit in die Salatschüssel geben. Balsamico drüberträufeln und salzen. Tofu ebenfalls unterheben.

4. Den Salat mit der Erdnusssauce servieren.

HERBSTGEMÜSESALAT MIT SAFRAN-DRESSING

Portionen: **6** — VORBEREITUNG: **10 MINUTEN** — ZUBEREITUNG: **10 MINUTEN**

Geniessen Sie den herrlichen Herbstsalat als Beilage bei einer Party. Sehr reichhaltig und gesund.

180°C Backen
- 12 Karotten, gewaschen und geschält
- 1 Zucchini, in Scheiben geschnitten
- 8 Stiele von den Brokkoli, längs halbiert
- 1 EL Rapsöl
- 100g Kirschtomaten, halbiert
- 4 Frühlingszwiebeln, in dünne Scheiben geschnitten
- 3 Pflaumentomaten, geschält und in kleine Stücke geschnitten
- Handvoll schwarze Oliven, entsteint und in Scheiben geschnitten
- ½ Gurke längs abschneiden, entkernen und schräg aufschneiden
- 3 EL grob gehacktes Basilikum

Für Dressing:
- 20ml Apfelesig
- ½ TL Dijon-Senf
- Prise Safran
- 1 TL Puderzucker
- 50ml Rapsöl
- 1 kleine Schalotte

79)   80)

1) Bratpfanne bei mittlerer Hitze erhitzen.
2) Zucchini, Karotten und Brokkoli in eine Schüssel geben, leicht würzen und mit Rapsöl verrühren.
3) Gemüse in Portionen hinzufügen und 3-4 Minuten braten. In Schüssel mit den restlichen Salatzutaten vermengen und beiseitestellen.
4) Für Dressing, Essig Senf, Safran und Zucker in einer Schüssel mit einer Prise Salz verquirlen. Öl langsam einrühren und Schalotten unterrühren.
5) Salat anrichten und Servieren

Pro Portion: Kalorien: 167; Fett: 13g; Kohlenhydrate: 9g; Ballaststoffe: 5g; Protein: 3g

VEGGIE-PIZZA

Nährwerte: Kalorien: 935,4 kcal, Eiweiß: 18,5 Gramm, Fett: 65,3 Gramm, Kohlenhydrate: 61,5 Gramm

Für eine Portion benötigst du:
150 Gramm veganer Blätterteig
50 Gramm passierte Tomaten
1 EL Tahini-Paste
Salz und Pfeffer
etwas Oregano
50 Gramm Brokkoli
60 Gramm Mozzarisella

So bereitest du dieses Gericht zu:
Den veganen Blätterteig auf einem mit Backpapier ausgelegten Backblech ausbreiten und mit den passierten Tomaten bestreichen. Die Tahini-Paste darauf verteilen und mit Salz, Pfeffer und Oregano würzen. Mit Brokkoli belegen und mit Mozzarisella bedecken. Im Ofen für 15 Minuten bei 200 °C backen.

GELBER LINSEN- DAL

Nährwerte:

- Kalorien: 316,6 kcal
- Eiweiß: 18,8 Gramm
- Fett: 6,1 Gramm
- Kohlenhydrate: 44,5 Gramm

Für eine Portion benötigst du:

- 1 Schalotte
- 1 Knoblauchzehe
- 1 Messerspitze Ingwer gerieben
- 1 Messerspitze Kurkuma gemahlen
- 1 TL Sesamöl
- 1 rote Chili
- 60 Gramm gelbe Linsen
- 120 ml Gemüsebrühe
- 1 Lorbeerblatt
- 1 Prise Anispulver
- Salz und Pfeffer
- 1 EL Petersilie gehackt
- etwas Zitronenabrieb

So bereitest du dieses Gericht zu:
Schalotte und Knoblauch klein schneiden und zusammen mit Ingwer, Kurkuma und gehackter Chili im

Sesamöl anbraten. Die Linsen hinzugeben, durchrühren und mit der Brühe aufgießen. Mit Lorbeerblatt, Anis, Salz und Pfeffer abschmecken und alles für 30 Minuten bei mittlerer Hitze köcheln lassen. Kurz vor dem Servieren mit Petersilie und Zitronenabrieb verfeinern.

KAROTTENKUCHEN

Für: 6 Personen
Schwierigkeitsgrad: normal
Dauer: 50 Minuten Gesamtzeit
Zutaten
200g Mehl
150g Zucker
2Pk Vanillezucker
1TL Backpulver
1TL Zimt
1Prise Salz
100g Karotten
200g Soja-Joghurt
100ml Öl
1Msp Natron
1EL Öl für die Form
Zubereitung
Karotten putzen, gut waschen und fein reiben. Das Backrohr auf 180 Grad vorheizen und eine Kuchenform mit etwas Öl ausstreichen.
Mehl, Zucker, Vanillezucker, Natron, Backpulver, Zimt und Salz in einer Schüssel gut vermischen. In einer zweiten Schüssel die Karotten, das Soja-Joghurt und das Öl gut miteinander vermengen.
Nun die Inhalte beider Schüsseln zusammen leeren und sehr vorsichtig verrühren. Teig in die Kuchenform füllen, mit einer Teigspachtel glatt streichen und im Backrohr 30 Minuten backen.

KICHERERBSEN-PFANNKUCHEN

Für 3 Portionen
Zubereitungszeit: ca. 15 Minuten
Schwierigkeitsgrad: leicht

Zutaten:
150 Gramm Kichererbsenmehl
1 Esslöffel Öl
½ Teelöffel Salz
250 Milliliter Wasser
Sonnenblumenöl

Zubereitung:
1. Kichererbsenmehl mit Wasser verrühren, Salz und Öl unterrühren.
2. Öl erhitzen und Teig hineingeben. Von jeder Seite etwa 4 Minuten backen.

VEGANER ERDBEERQUARK

Ergibt 4 Portionen

Fertig in: 15min	Schwierigkeit: leicht

500g Veganer Quark **6EL Mandelmilch** **500g Erdbeeren**	1 Banane 1EL Zitronensaft

LOS GEHT´S

1. Erdbeeren waschen und in Stücke schneiden.
2. Banane schälen und mit einer Gabel zerdrücken.
3. **Quark, Zitronensaft und Mandelmilch in einer Schüssel cremig rühren.**
4. Dann Banane und Erdbeeren hinzugeben und alles gut vermischen.
5. Servieren und genießen.

CHILI SIN CARNE

Eine wärmende, scharfe Mahlzeit bestehend aus Tofu, Mais, Kidneybohnen und viel Chili – einfach nur lecker!

Schwierigkeitsgrad: mittel
Portionen: 2
Zubereitungsdauer: 45 Minuten

ZUTATEN
  150 g fester Tofu
  250 g passierte Tomaten mit Oregano (Dose)
  200 ml Gemüsebrühe
  1 ¼ Esslöffel Chilipulver
  2 Esslöffel Olivenöl
  ½ Dose Kidneybohnen (Abtropfgewicht 250 Gramm)
  ½ Dose Maiskörner (Abtropfgewicht 285 Gramm)
  ½ Paprika, grün
  ½ Zwiebel
  1 Knoblauchzehe
  Salz

  Pfeffer

Zubereitung

Den Tofu würfeln, sodass die Würfel eine Größe von circa 1 ½ Zentimetern aufweisen. Dann 1 Esslöffel Öl zusammen mit ¼ Esslöffel Chilipulver mischen und darin dann die Tofuwürfel wenden.

Den Knoblauch sowie die Zwiebel schälen und in kleine Würfel schneiden. Die Paprikaschote unter fließendem lauwarmen Wasser abspülen, in zwei Hälften schneiden, das Kerngehäuse entfernen und dann in etwa 1 bis 2 Zentimeter große Stücke schneiden.

Die restlichen 3 Esslöffel des Öls in einen Topf geben und auf Temperatur bringen. Nachfolgend die Paprikastücke zusammen mit den Knoblauch- und Zwiebelwürfeln in dem heißen Öl andünsten und mit dem übrig gebliebenen Chilipulver vermischen. Im Anschluss die passierten Tomaten und die Gemüsebrühe mit in den Topf geben und zugedeckt für etwa 5 Minuten auf mittlerer Hitze köcheln lassen.

Derweil eine beschichtete Pfanne ohne die Beigabe von Öl erhitzen und den marinierten Tofu darin für etwa 3 bis 4 Minuten anbraten bis er eine goldbraune Färbung annimmt. Die Tofuwürfel dann mit Salz würzen.

Das Chili im Topf mit Salz und Pfeffer abschmecken, dann die gebratenen Tofuwürfel mit hineinmischen.

Zum Servieren nach Belieben mit Eisbergsalat oder auch mit veganer saurer Sahne garnieren.

ORANGENKEKSE

Zubereitungszeit: 30 Minuten
15-20 Kekse

Zutaten:
100 g Dinkelmehl
50 g gemahlene Mandeln
50 g brauner Rohrzucker
100 ml Rapsöl
½ TL Backnatron
1 unbehandelte Orange
Salz

Zubereitung:

Ofen auf 170 Grad Umluft vorheizen.
Dinkelmehl, gemahlene Mandeln, Backnatron und eine Prise Salz in einer großen Schüssel miteinander vermengen. Wer kein Dinkelmehl verträgt, nutzt einfach eine glutenfreie Mehlmischung für das Rezept.
Orange gut abbrausen und die Schale mit einer Reibe abraspeln. Orange halbieren und den Saft in einer separaten Schüssel auspressen. Den Zucker hinzufügen und darin auflösen. Danach das Öl hinzufügen und verquirlen.
Orangenmischung nach und nach zu den trockenen Zutaten hinzufügen und zu einer homogenen Teigmasse kneten.

Teig auf einer glatten Arbeitsfläche ausrollen und mit Förmchen ausstechen oder zu kleinen Quadraten schneiden.

Ein Backblech mit einem Stück Backpapier auslegen und die Kekse gleichmäßig auf dem Blech verteilen.

Auf mittlerer Schiene für 15-20 Minuten backen.

Aus dem Ofen holen, vollständig auskühlen lassen und servieren.

PILZGULASCH

Kalorien: 169,9 kcal | Eiweiß: 15,4 g | Fett: 5,2 g | Kohlenhydrate: 14,2 g

Zubereitungszeit: 20 Minuten

Zutaten für zwei Portionen:

1 rote Zwiebel | 1 Zehe Knoblauch | 1/2 cm Ingwer gerieben | 100 Gramm Champignons | 100 Gramm Kräuterseitlinge | 200 Gramm Pfifferlinge | 1 EL Pflanzenöl | 2 EL Weißweinessig | 150 ml Gemüsebrühe | 100 ml Sojasahne | 1/2 TL Thymian | eine Messerspitze Kreuzkümmel gemahlen | eine Prise Vanillezucker | Salz | Pfeffer | 1 EL Petersilie gehackt | 1 EL Kerbel gehackt | 1 TL Liebstöckel gehackt

Zubereitung:

Die Zwiebel, Knoblauch und die Pilze klein schneiden und zusammen mit dem Ingwer im Pflanzenöl anrösten. Mit dem Essig ablöschen und mit der Brühe aufgießen. Mit der Sojasahne verfeinern und einköcheln lassen. Mit den restlichen Gewürzen und Kräutern abschmecken, für 15 Minuten bei kleiner

Hitze kochen und anrichten.

APFEL-ZIMT-SCHNECKEN

Zimtschnecken sind ein beliebtes Gebäck in Schweden. Mit Äpfeln schmecken sie aber auch sehr gut.

2 Äpfel
500 gr Mehl
250 ml Sojamilch
1 Würfel Hefe
60 gr Rohrohrzucker
130 gr pflanzliche Margarine
2 TL Zimt
1 gestrichener TL Salz
1 Zitrone
Puderzucker

Backofen auf 50 Grad vorheizen.
Die Hefe zerbröseln und mit 3 Esslöffeln lauwarmer Milch und einem Löffel Rohrohrzucker verrühren. Eine Mulde in das Mehl drücken, die Hefe Mischung hineingeben und mit etwas Mehl bestäuben. Für 10 Minuten an einen warmen Ort stellen.
Inzwischen 80 g Pflanzenmargarine schmelzen und die restliche lauwarme Milch dazugeben.
Margarine, Zucker, Salz, Zimt und Milch zum Mehl mit der Hefe Mischung geben und mit dem Rührgerät solange kneten, bis ein kompakter Teig entstanden ist.

Sollte der Teig zu klebrig werden, kann noch etwas Mehl hinzugefügt werden.

Die Schüssel mit einem sauberen Küchentuch abdecken und den Teig im Ofen mindestens 30 Minuten bei 30 - 50 Grad gehen lassen.

Die Äpfel schälen, das Kerngehäuse entfernen und in Stücke schneiden. Mit etwas Wasser, drei Esslöffeln Zucker sowie einer Prise Zimt weich kochen.

50 g Margarine schmelzen. Den Teig auf Backblechgröße ausrollen und mit der geschmolzenen Margarine bestreichen. Nun die Apfelstückchen gleichmäßig darauf verteilen und den Teig großzügig mit Zimt und Zucker bestreuen.

Der Teig wird nun vorsichtig aufgerollt und in drei Zentimeter dicke Scheiben geschnitten. Die Schnecken gleichmäßig, aber nicht zu eng aneinander gereiht, auf ein mit Backpapier belegtes Backblech verteilen. Alles mit einem sauberen Tuch abdecken und weitere 15 Minuten gehen lassen.

Ofen auf 250 Grad vorheizen, die Schnecken hineingeben und zehn Minuten backen. Bei Bedarf mit Puderzucker bestreuen.

BROKKOLI SALAT MIT MANGO

Zubereitungszeit: **10 Minuten**

Portionen: **4**

Zutaten:
- 1 Mango
- 3 Stängel Petersilie
- 1 Pck. Tofu
- Salz und Pfeffer
- 250 g Brokkoliröschen
- 100 g geröstete Erdüsse
- 10 g Agavendicksaft
- 10 g Himbeeressig
- 20 g Olivenöl

Zubereitung:
Brokkoliröschen klein schneiden. Mango schälen, entkernen und würfeln. Tofu zerbröseln. Ernüsse grob hacken. Petersilie hacken. Alle Zutaten in einer Schüssel vermengen.
Ahornsirup, Öl und Himbeeressig in einer Schüssel verrühren und über den Salat gießen.

COUSCOUS MIT SÜSS SAURER SAUCE

Portionen: **3** – VORBEREITUNG: **15 MINUTEN** – ZUBEREITUNG: **3 MINUTEN**

Vor dem Servieren bitte unbedingt nochmals abschmecken, eventuell nachwürzen

- 1 Tasse Couscous (200gr.)
- 1 Tasse heißes Wasser
- ½ kleine Zwiebel, gehackt
- 1 Handvoll Rosmarin, gehackt
- 1 Handvoll Walnüsse, gehackt
- ½ Tasse Paprika, gehackt
- 5-6 Kirschtomaten
- 1 mittelgroße Gurke
- 1 TL Senf
- 1 EL Agavensirup
- 1 TL Salz
- 1/2 TL Pfeffer
- 1 Zitrone, gepresst
- 1 EL Olivenöl
- 1 TL Knoblauchpulver

1) Couscous waschen, abseihen und anschließend in einem Topf geben. Mit warmem Wasser aufgießen und weich kochen. Dann abgießen und beiseite stellen.

2) In einer großen Pfanne Olivenöl, Zwiebel, Walnuss, Pfeffer, Senf, Agave, Salz, Knoblauch, Zitronensaft und Pfeffer bei starker Hitze rösten.

3) Couscous in Pfanne geben und 2-3 Minuten bei mittlerer Hitze kochen lassen.
4) Die klein geschnittenen Gurken und Tomaten in die Pfanne geben und mit dem Couscous wenden. Mit frischem Rosmarin servieren
5) und mit der Sesampaste servieren.
Pro Portion: Kalorien: 87; Fett: 2g; Kohlenhydrate: 18g; Ballaststoffe: 1g; Protein: 2g

QUINOA-SALAT

Nährwerte: Kalorien: 494,9 kcal, Eiweiß: 15,1 Gramm, Fett: 16,3 Gramm, Kohlenhydrate: 68,8 Gramm

Für eine Portion benötigst du:
100 Gramm Quinoa
200 ml heiße Gemüsebrühe
2 Scheiben Ingwer
1/4 rote Zwiebel
1/4 Gurke
1/4 gelbe Möhre
1 EL Mais
Saft einer Zitrone
1 EL Haselnussöl
1/2 TL Ahornsirup
Salz und Pfeffer
1 EL Petersilie, gehackt
1 EL Erdnüsse, geröstet

So bereitest du dieses Gericht zu:
Quinoa und Ingwer in eine Schüssel geben und mit der heißen Brühe übergießen. Für 15 Minuten quellen lassen. Das Gemüse klein schneiden und nach dem Quellen unter den Quinoa rühren. Mit Zitronensaft, Haselnussöl, Ahornsirup, Salz und Pfeffer abschmecken, anrichten und mit Petersilie und gehackten Erdnüssen bestreuen.

TOFU- SPIEß

Nährwerte:

- Kalorien: 341,5 kcal
- Eiweiß: 12,6 Gramm
- Fett: 20,2 Gramm
- Kohlenhydrate: 24,8 Gramm

Für eine Portion benötigst du:

- 100 Gramm Räuchertofu
- 100 Gramm feste Mango
- 2 EL Sojasauce
- 1 TL Ahornsirup
- 1 TL Limettensaft
- 1 Prise Cayenne Pfeffer
- 1 EL Maismehl
- 2 EL Sesam
- Öl für die Pfanne

So bereitest du dieses Gericht zu:

Tofu und Mango in gleichgroße Stücke schneiden. Die restlichen Zutaten miteinander verrühren und beides darin für 5 Minuten marinieren. Tofu und Mango auf einen Spieß fädeln und in einer Grillpfanne für je 2

Minuten pro Seite braten. Kurz vor Ende mit der restlichen Marinade übergießen.

WURZELBEILAGENGEMÜSE

Für: 4 Personen
Schwierigkeitsgrad: normal
Dauer: 15 Minuten Gesamtzeit
Zutaten
4Stk Karotten
1Stg Lauch
2Stg Staudensellerie
1Prise Salz
1Prise Pfeffer
1Schuss Zitronensaft
1Schuss Öl (für die Pfanne)
40g Cremé Fraîche
1Stk Meerrettich
Zubereitung
Karotten schälen und in Streifen schneiden. Der Sellerie und der Lauch werden gewaschen und beide in circa 4 cm lange Streifen geschnitten.

In einer Pfanne mit einem Schuss Öl wird das Gemüse nun für 4 Minuten bei geschlossenem Deckel kräftig angebraten.

Währenddessen wird der Meerrettich geschält und fein gerieben. Anschließend kommt er, gemeinsam mit der Cremè fraîche, in die Pfanne zu dem Gemüse und alles wird noch aufgekocht. Zuletzt wird noch mit Salz, Pfeffer und Zitronensaft abgeschmeckt.

KARTOFFELPLÄTZCHEN

Für 4 Portionen
Zubereitungszeit: 1 Stunde
Schwierigkeitsgrad: leicht

Zutaten:
800 Gramm Kartoffeln
Salz, Pfeffer
Geriebene Muskatnuss
100 Milliliter Öl

Zubereitung:
1. Kartoffeln waschen, mit Schale kochen, pellen und quetschen. Mit den Gewürzen mischen und zu einer Rolle formen.
2. Plätzchen von der Rolle schneiden und in heißem Öl von beiden Seiten braten.

GRÜNER SMOOTHIE MIT SPINAT

Ergibt 2 Portionen

Fertig in: 10min   Schwierigkeit: leicht

250g frischen Blattspinat
2 Bananen
4 Orangen (alternativ 350ml Orangensaft)
1 EL Apfelmus

LOS GEHT´S
1. Blattspinat waschen.
2. Bananen schälen und in kleine Stücke schneiden.
3. Orangen halbieren und Saft auspressen.
4. Anschließend den frisch gepressten Orangensaft zusammen mit den restlichen Zutaten in den Mixer geben und pürieren.
5. Servieren und genießen.

LÖWENZAHN-DINKEL-PFANNE

Der Geschmack von Löwenzahn, den man auf der Wiese pflücken kann ist deutlich milder als der Löwenzahn, der gezüchtet wird.

Schwierigkeitsgrad: leicht
Portionen: 2
Zubereitungsdauer: 45 Minuten

ZUTATEN
30 g Erdnüsse, ungesalzen
100 g Sojasahne
200 g Löwenzahnblätter
300 g gegarter Dinkel
2 Esslöffel Rapsöl
1 Handvoll Löwenzahnblüten
1 Knoblauchzehe
1 Zwiebel
Salz
Pfeffer

Zubereitung
Zu Beginn den Knoblauch und die Zwiebel schälen, beides dann in kleine Stücke zerhacken. Die Löwenzahnblätter dann unter fließendem lauwarmen Wasser abspülen, ein wenig trocknen und dann in Stücke mit einer Breite von etwa 3 Zentimetern

schneiden. Die Löwenzahnblüten möglichst vorsichtig waschen um diese nicht zu zerstören, dann vorsichtig trocknen.

In einer Pfanne das Öl auf Temperatur bringen und die Erdnüsse, den Knoblauch sowie die Zwiebeln für etwa 2 Minuten darin anbraten.

Die Löwenzahnblätter mit in die Pfanne geben und abwarten, bis sie beginnen zu zerfallen. Sobald dies der Fall ist, den Dinkel sowie die Sojasahne mit in die Pfanne geben und untermengen. Das Ganze dann mit dem Salz und dem Pfeffer würzen.

Die Löwenzahnblüten aus den Blütenkelchen zupfen und ebenfalls in die Pfanne geben, das Gericht dann servieren.

HIMBEER-SCHOKO-SMOOTHIE

Zubereitungszeit: 10 Minuten
2 Portionen

Zutaten:
½ Avocado
100g Himbeeren
1 EL Kakaopulver
1 EL Ahornsirup
250 ml Mandelmilch

Zubereitung:

Himbeeren waschen. Avocado der Länge nach halbieren, entsteinen und das Fruchtfleisch mit einem Löffel herauslösen. Himbeeren und Avocado in einen Standmixer füllen und gut durchmixen.
Kakaopulver, Ahornsirup und Mandelmilch hinzufügen und erneut gut durchmixen.
In zwei Gläser füllen und servieren.

STEW MIT GRÜNEN BOHNEN

Kalorien: 319,8 kcal | Eiweiß: 11,3 g | Fett: 5,8 g | Kohlenhydrate: 44,3 g

Zubereitungszeit: 40 Minuten

Zutaten für zwei Portionen:

1 Zwiebel | 2 Kartoffel | 1/2 Karotte | 1 TL Pflanzenöl | 1 TL Tomatenmark | 50 ml Rotwein | 100 Gramm Tomaten geschält | 150 ml Gemüsebrühe | 1 Lorbeerblatt | 50 Gramm Champignons | 200 Gramm Brechbohnen | 1 Zweig Thymian | 1 Zweig Rosmarin | 1/2 TL Bohnenkraut | eine Prise Zimt gemahlen | eine Prise Nelkenpulver | Salz | Pfeffer

Zubereitung:

Zwiebel, Kartoffel und Karotte würfeln und im Pflanzenöl anbraten. Das Tomatenmark mitrösten und mit Rotwein ablöschen. Mit den geschälten Tomaten und der Brühe aufgießen und das Lorbeerblatt hinzugeben. Champignons und Brechbohnen klein schneiden und in dem Stew geben. Mit Thymian, Rosmarin, Bohnenkraut, Zimt, Nelkenpulver, Salz und Pfeffer würzen und für 30 Minuten bei mittlerer Hitze kochen.

BANANEN SHAKE MIT CASHEW

Zubereitungszeit: **5 Minuten**

Portionen: **1**

Zutaten:
- 1 Banane
- 250 ml Mandelmilch
- 1/2 TL Zimt
- 20 g Hanfsamen
- 1 TL Reissirup
- Etwas Vanille
- 30 g Cashewbutter

Zubereitung:
1. Alle Zutaten in den Mixer geben und pürieren.

TOMATENSUPPE

Portionen: **5** – VORBEREITUNG: **15 MINUTEN** – ZUBEREITUNG: **15 MINUTEN**

Nach Belieben mit den Gewürzen abschmecken und mit ein wenig frischer Petersilie servieren.

Kochen
- 1 EL Olivenöl
- 800 g Tomaten, zerkleinert
- 3 Knoblauchzehen, gehackt
- 1 Zwiebel, gehackt
- 1 Tasse Basilikum
- 75 g Cashewkerne
- 3 El Hefeflocken
- 1 TL Salz und Pfeffer
- Chiliflocken
- 1 EL Basilikum
- 2 EL Soja Sahne

109)   110)

1) Das Öl in einem Topf erhitzen und die Zwiebel sowie den Knoblauch 2 Minuten anbraten. Dann die Tomaten und das Basilikum hinzufügen und 1 Minuten kochen. In einen Mixer geben und zusammen mit den Cashews und den Hefeflocken pürieren.

2) Die Tomatensuppe mit Salz, Pfeffer abschmecken und nochmals 3 Minuten kochen. Mit Sojasahne und gehacktem Basilikum servieren.

111)

Pro Portion: Kalorien: 31; Fett: 1g; Kohlenhydrate: 1g; Ballaststoffe: 0g; Protein: 2g

VEGANE WAFFELN MIT BEEREN

Nährwerte: Kalorien: 222,8 kcal, Eiweiß: 9,9 Gramm, Fett: 6,7 Gramm, Kohlenhydrate: 29,3 Gramm

Für eine Portion benötigst du:
1/2 Mango
30 ml Sojamilch
3 EL Mandelmehl
1 Prise Zimt
1/2 TL Backpulver
60 Gramm Beeren
Puderzucker

So bereitest du dieses Gericht zu:
Die Mango mit der Sojamilch, dem Mandelmehl, Zimt und Backpulver im Mixer zu einem dicken Teig verarbeiten. Im Waffeleisen zu knusprigen Waffeln backen, mit Puderzucker bestreuen und mit Beeren garnieren.

VEGANE LASAGNE

Nährwerte:

- Kalorien: 2533,3 kcal
- Eiweiß: 70,3 Gramm
- Fett: 75 Gramm
- Kohlenhydrate: 377,4 Gramm

Für eine Portion benötigst du:

- 1 Zwiebel
- 1 Möhre
- 1 Petersilienwurzel
- 1 EL Öl
- 1 EL Tomatenmark
- 400 Gramm Tomatenstücke
- 1 TL Oregano
- 1 EL Basilikum gehackt
- 1 Prise Zucker
- Salz und Pfeffer
- 300 ml vegane Sahne
- 400 Gramm Lasagne Blätter ohne Ei

So bereitest du dieses Gericht zu:

Zwiebel, Möhre und Petersilienwurzel klein schneiden und im Öl anrösten. Tomatenmark mitrösten und mit den Tomatenstücken aufgießen. Mit Oregano,

Basilikum, Zucker, Salz und Pfeffer würzen und bei kleiner Hitze für 10 Minuten köcheln. Die Lasagne Blätter abwechselnd mit der Sauce in eine Auflaufform schichten. Mit der veganen Sahne übergießen und im Backrohr bei 180° Celsius für 40 Minuten backen.

SCHOKOPUDDING

Für: 2 Personen
Schwierigkeitsgrad: einfach
Dauer: 10 Minuten Gesamtzeit
Zutaten
2Stk Bananen
1Stk Avocado
3 EL Kakaopulver
1EL Agavendicksaft
Zubereitung
Bananen- und Avocadofruchtfleisch in ein hohes Gefäß geben.
Kakaopulver dazu geben und mit einem Pürierstab mixen.
Danach mit Agavendicksaft süßen. Dann den Pudding für eine halbe Stunde in den Kühlschrank stellen - fertig.

MANDELMILCH

Für 1 Portion
Zubereitungszeit: 5 Minuten
Schwierigkeitsgrad: leicht

Zutaten:
1 Handvoll Mandeln, blanchiert
7 reife Datteln
500 Milliliter Wasser
Mark einer Vanilleschote

Zubereitung:
Mandeln mahlen und mit den übrigen Zutaten im Mixer pürieren.

SPINATLASAGNE MIT TOFU UND KURKUMA

Im ersten Moment mag man vermuten, dass Lasagne ohne Milch und Käse ein ziemlich trockenes Unterfangen werden kann – doch der Seidentofu sorgt für ausreichend Cremigkeit und die Vollkornbrösel verleihen den besonderen Biss.

Schwierigkeitsgrad: leicht
Portionen: 2
Zubereitungsdauer: 30 Minuten
Koch-/Backzeit: 30 Minuten

ZUTATEN
 25 g Mehl
 25 g trockenes Vollkornbaguette
 45 g Margarine, vegan
 75 g Tahin (Sesammus)
 200 g Seidentofu
 400 g Blattspinat, tiefgekühlt
 175 ml Gemüsebrühe
 1 Esslöffel Kürbiskerne
 1 Esslöffel Kurkumapulver
 1 Esslöffel Physalis, getrocknet
 1 – 1 ½ Esslöffel grüner Pfeffer
 ½ Bund Frühlingszwiebeln
 ½ Prise Muskatnuss
 1 ½ Orangen
 6 Vollkorn-Lasagneblätter
 Salz

Pfeffer

ZUBEREITUNG

Als erstes den Backofen auf 170°C Umluft vorheizen.

Unterdessen die Orangen schälen, dabei auch die weiße Haut mit wegschneiden, die Orangen halbieren und ihre Kerne heraustrennen. Die Orangen dann zusammen mit dem Kurkuma, dem Seidentofu sowie dem Tahin in ein hohes Gefäß geben und mithilfe eines Pürierstabs zu einer cremigen Masse verarbeiten, dieser dann nach und nach die Gemüsebrühe untermischen.

Danach die Sauce herstellen, dafür 30 Gramm Margarine in einen Topf geben und auf mittlerer Hitze zerlassen. Die Herdplatte dann auf niedrige Hitze herunterstellen und das Mehl unter permanentem Rühren mit der Margarine im Topf für rund 3 Minuten anschwitzen.

Anschließend die Tofucreme ebenfalls unter ständigem Rühren mit in den Topf geben. Alles zusammen für einen kurzen Moment aufkochen lassen bevor mit dem Muskat, dem Salz und dem Pfeffer ordentlich gewürzt wird. Den grünen Pfeffer danach mit in den Topf geben und mit dem restlichen Topfinhalt vermischen. Die Sauce dann vorerst beiseite stellen.

Den Spinat aus dem Tiefkühlfach nehmen und erst einmal auftauen lassen. Dann das überschüssige Wasser aus dem Spinat herausdrücken und ihn in einer Schüssel wieder auflockern. Dort dann auch mit Salz und Pfeffer würzen.

Die Frühlingszwiebeln unter fließendem lauwarmem Wasser abspülen, die Enden abschneiden und die Frühlingszwiebeln selbst in dünne Ringe schneiden.

In einer Auflaufform mit einer Größe von etwa 14 x 9 Zentimetern ein wenig der Sauce verteilen und darauf dann 1 ½ Lasagneplatten platzieren. Auf diesen dann den Spinat, die Frühlingszwiebeln, die Physalis und eine weitere Schicht der Sauce verteilen. Diese Schichten bis zum Verbrauch aller Zutaten wiederholen und die oberste Schicht mit einer mit Sauce begossenen Lasagneplatte abschließen.

Die Lasagne dann für etwa 30 Minuten auf der mittleren Schiene im Ofen backen – sollte die Packungsanweisung der Lasagneblätter eine Garzeit von 40 Minuten besagen, der Sauce zusätzlich 50 Milliliter Wasser unterrühren.

In der Zwischenzeit das Baguette in grobe Krümel teilen und auch die Kürbiskerne zerhacken. Die übrig gebliebene Margarine in der Mikrowelle zerlassen und mit den Baguettekrümeln und den gehackten

Kürbiskernen vermengen.

Abschließend, 5 Minuten vor dem Ende der Garzeit, die Lasagne mit der Baguette-Kürbiskernmischung bestreuen.

ZUCCHINI FRITTER

Kalorien: 254,7 kcal | Eiweiß: 12,3 g | Fett: 19,6 g | Kohlenhydrate: 5,4 g

Zubereitungszeit: 20 Minuten

Zutaten für eine Portion:

150 Gramm Zucchini geraspelt | 4 EL Mandelmehl | 1 EL geriebene Mandeln | 1 EL Kokosraspeln | eine Messerspitze Ingwer gerieben | eine Messerspitze Knoblauchpulver | 1 TL Dill gehackt | Salz | Pfeffer | 1 EL Sesamöl zum Braten

Zubereitung:

Alle Zutaten gut vermengen, kurz rasten lassen und zu kleinen Rösti formen. Diese im heißen Öl für je drei Minuten pro Seite braten.

PEANUT-BUTTER-CUPS

Zubereitungszeit: **20 Minuten**

Portionen: **24 Stück**

Zutaten:
- 60 g Kakaobutter
- ½ Vanilleschote
- 70 g Erdnussmus
- 1 EL Xylit
- 50 g Kakaopulver, entölt
- 24 Pralinenförmchen

Zubereitung:
Die Vanillieschote halbieren und das Mark herauskratzen.
Kakaobutter in einem Topf zum schmelzen bringen. Dann Kakaopulver und Vanillemark zugeben und verrühren. Nun die Schokolade vom Herd nehmen.
Schokolade in die Förmchen füllen und je ein Klecks Erdnussmus drauftun.
Zum Schluss in den Kühlschrank legen und fest werden lassen.

MAIS SUPPE

Portionen: 4 – VORBEREITUNG: **15 MINUTEN** – ZUBEREITUNG: **15 MINUTEN**

Suppen schmecken am nächsten Tag oft noch besser, weil sich ein Teil der Stärke in Zucker verwandelt. Daher raten wir ihnen die Suppen ein Tag vorher schon fertig zu bekommen.

Kochen

- 2 Tassen Maiskorn
- 2 EL Maismehl
- 1 kleine Zwiebel
- 2 TL Salz
- 1 Knoblauchzehe
- 1 Tasse Sojamilch

1) Den vorgekochten (oder in Dosen) Mais in einen Topf geben, die Zwiebel, den Knoblauch und das Salz hinzufügen und 15 Minuten kochen lassen.

2) Anschließend durch den Mixer geben. Die Sojamilch dazugeben und noch ein paar Minuten kochen lassen.

Pro Portion: Kalorien: 277; **Fett:** 4,2g; **Kohlenhydrate:** 49g; **Ballaststoffe:** 4g; **Protein:** 5,1g

PIKANTER ZUCCHINI- KAISERSCHMARREN

Nährwerte:

- Kalorien: 505,6 kcal
- Eiweiß: 3,2 Gramm
- Fett: 11,3 Gramm
- Kohlenhydrate: 94,4 Gramm

Für eine Portion benötigst du:

- 150 ml Hafermilch
- 110 Gramm Mehl
- 1 TL Backpulver
- 1 kleine Zucchini geraspelt
- 1 Messerspitze Ingwer gerieben
- 1 EL Dill gehackt
- Salz und Pfeffer
- Öl zum Backen

So bereitest du dieses Gericht zu:

Alle Zutaten zu einem glatten Teig verrühren. Das Öl in der Pfanne erhitzen, den Teig eingießen und stocken lassen. Vorsichtig wenden, fertig backen und zu einem Schmarrn zerreißen.

KOHLROULADEN

Für: 4 Personen
Schwierigkeitsgrad: normal
Dauer: 55 Minuten Gesamtzeit
Zutaten
800 g Weißkohlblätter groß
100 g Soja-Schnetzel
0,25 l Gemüsebrühe
1 Zwiebel
2 EL Raps- oder Olivenöl
4 EL Tomatenmark
3 EL Petersilie
Salz nach Belieben
Pfeffer frisch gemahlen, nach Belieben
Paprikapulver
3 EL Raps- oder Olivenöl
2 TL Kümmel
0,25 l Wasser
Zubereitung
Kohlblätter waschen, vom Strunk lösen und in kochendem Salzwasser 2 Minuten blanchieren. Herausnehmen und gut abtropfen lassen.
Inzwischen die Soja-Schnitzel in der Gemüsebrühe einweichen (etwa 5 Minuten, Herstellerangaben beachten), die gegebenenfalls nicht aufgesogene Flüssigkeit abseihen.

Die Zwiebel hacken. 2 Esslöffel Öl in einer Pfanne erhitzen und die Zwiebel darin glasig dünsten.

Die Soja-Schnitzel kurz mitbraten und das Tomatenmark einrühren. Die Petersilie hacken und zu der Mischung geben. Mit Salz, Pfeffer und Paprikapulver abschmecken.

Sojamischung auf die vorbereiteten Kohlblätter geben, vier Rouladen formen und diese mit Zwirn umwickeln.

In einem großen Topf 3 Esslöffel Öl erhitzen und die Rouladen einlegen. Von allen Seiten leicht anbraten. Mit Kümmel bestreuen und mit Wasser übergießen. Circa 30 Minuten garen.

KURKUMA-MILCHSHAKE

Für 1 Portion
Zubereitungszeit: 5 Minuten
Schwierigkeitsgrad: leicht

Zutaten:
1 Tasse Kokosmilch
1 Teelöffel Kurkumapulver
1 Banane
1 Teelöffel Kokosöl
½ Teelöffel Ingwerpulver

Zubereitung:
1. Im Mixer alle Zutaten pürieren.

KOHLROULADEN AUF TOMATENSAUCE

Ein gesundes Abendessen mit wenig Kalorien – gefüllt mit Champignons und Kartoffeln wird dieses Gericht angerichtet auf einer pikanten Tomatensauce zu einem geschmacklichen Erlebnis.

Schwierigkeitsgrad: mittel
Portionen: 2
Zubereitungsdauer: 20 Minuten
Koch-/Backzeit: 20 Minuten

ZUTATEN
50 ml Sojamilch (Sojadrink)
1 Teelöffel Senf
1 Esslöffel Mandelmus
1 Dose Tomaten, stückig
8 Blätter Wirsing
einige Stiele Petersilie
2 Zwiebeln
4 Champignons
5 Kartoffeln, mehlig kochend
etwas Öl
etwas Salz
etwas Pfeffer

Zubereitung

Damit beginnen die Kartoffeln mithilfe eines Sparschälers schälen und dann in Stücke zu schneiden. Die Kartoffelstücke in Salzwasser geben und auf mittlerer Hitze so lange kochen bis die Kartoffeln weich sind.

Danach die Wirsingblätter im Salzwasser der Kartoffeln blanchieren – dabei jeweils 1 bis 2 Blätter zeitgleich für etwa 1 bis 2 Minuten ins kochende Wasser geben.

Anschließend eine Zwiebel schälen, die Champignons vorsichtig mit einem Pinsel reinigen und beides in Würfel schneiden. In einer Pfanne Öl erhitzen und die Champignon- sowie Zwiebelstücke darin anbraten, nach einiger Zeit mit dem Salz und dem Pfeffer würzen.

Dann die Champignons, die Zwiebeln und die Kartoffeln miteinander vermengen und nach Geschmack mit Senf, Mandelmus und kleingeschnittener Petersilie verfeinern. Das Ganze dann unter der Beigabe von 50 Millilitern Pflanzenmilch zu Kartoffelpüree verarbeiten.

Im Anschluss jeweils ein Wirsingblatt auf einem Brett ausbreiten und darauf mittig einen Esslöffel des Kartoffelpürees platzieren, das Wirsingblatt dann zusammenrollen und mit einem Zahnstocher fixieren um eine Roulade zu formen. Ein zweites Blatt um die Roulade herumwickeln und noch einmal befestigen – so ergeben sich insgesamt 4 Rouladen.

Öl in eine Pfanne geben und auf Temperatur bringen – bei starker Hitze dann die Rouladen unter Wenden anbraten bis sie eine dezente Bräunung annehmen.

Achtung – vor dem Servieren die Zahnstocher aus den Rouladen ziehen.

Derweil die Tomatensauce zubereiten – dafür die andere Zwiebel schälen und in feine Würfel schneiden. Diese dann in einen Topf geben und unter der Beigabe von etwas Öl anbraten bis sie glasig werden. Dann die stückigen Dosentomaten mit den Zwiebeln vermengen und mit dem Salz und dem Pfeffer abschmecken. Die Sauce dann für etwa 5 Minuten auf mittlerer Hitze köcheln lassen.

Die Kohlrouladen dann auf einen Teller geben und mit der Tomatensauce angerichtet servieren.

TIPP: Wer mag kann dem Kartoffelpüree noch 1 Esslöffel Sesam oder auch Leinsamen untermischen.

GEBACKENE BANANENROLLE

Kalorien: 392,4 kcal | Eiweiß: 6,2 g | Fett: 29,7 g | Kohlenhydrate: 26,3 g

Zubereitungszeit: 20 Minuten

Zutaten für eine Portion:

1 reife Banane | 4 EL Kokosraspeln | etwas Zitronenabrieb

Für den Backteig

50 ml Kokosmilch | 4 EL Kokosmehl | eine Prise Salz | eine Prise Zimt gemahlen | Öl zum Frittieren

Zubereitung:

Die Banane mit der Gabel zerdrücken und mit den Kokosraspeln und dem Zitronenabrieb vermengen. Aus der Masse kleine Röllchen formen und diese kurz in den Tiefkühler geben. Aus der Kokosmilch, dem Kokosmehl, Salz und Zimt einen Backteig rühren und das Fett auf 180° Celsius erhitzen. Die Bananen durch den Backteig ziehen und im Öl frittieren. Falls der Backteig zu dünn ist, einfach etwas mehr Kokosmehl mit dem Schneebesen einrühren.

SPINATSUPPE

Portionen: 6 – VORBEREITUNG: **5 MINUTEN** – ZUBEREITUNG: **15 MINUTEN**

Der perfekte Partner für die Suppe ist der Spinat. Aufgrund der vielen Vitamine macht diese Zutat die doch so nährarme Suppe zu einem super Gericht.

Kochen

- 6 Tassen Wasser
- 2 frische Knoblauchzehen
- 1 TL Ingwer, gehackt
- 3 Schüsseln frischer Spinat, gehackt
- ½ Schüssel grüne Bohnen, gehackt
- ½ TL Paprikapulver

1) Wasser, Knoblauch und frischen Ingwer in den Topf geben.

2) Gehackten Spinat und Bohnen hinzugeben und kochen bis es zart ist. Zuletzt Paprikapulver dazugeben.

Pro Portion: Kalorien: 34 **Fett:** 2,5g; **Kohlenhydrate:** 2,7g; **Ballaststoffe:** 0g; **Protein:** 1g

KAROTTENPUFFER MIT MEXIKANISCHER GUACAMOLE

Nährwerte:

- Kalorien: 517,6 kcal
- Eiweiß: 5,7 Gramm
- Fett: 7,2 Gramm
- Kohlenhydrate: 31,2 Gramm

Für eine Portion benötigst du:

- 120 Gramm Karotten
- 1 Kartoffel
- 2 EL Haferkleie
- 1 EL Maismehl
- 1 EL Kerbel gehackt
- Salz und Pfeffer
- Öl zum Braten

Für die Guacamole:

- 1/2 Avocado
- 1 Knoblauchzehe
- 1 Chili
- 1 EL Minze gehackt
- 1 EL Limettensaft
- 1 EL Sojajoghurt

So bereitest du dieses Gericht zu:

Karotten und Kartoffel raspeln und mit der Haferkleie, dem Maismehl, Kerbel, Salz und Pfeffer vermengen. Aus dem Teig einen Puffer formen und in etwas Öl für gut 3 Minuten pro Seite braten. Die Avocado mit der Gabel zerdrücken und mit gehacktem Knoblauch, gehackter Chili, der Minze, Limettensaft und Sojajoghurt verrühren. Zum Puffer anrichten.

KÜRBISSUPPE

Für: 4 Personen
Schwierigkeitsgrad: normal
Dauer: 35 Minuten Gesamtzeit
Zutaten
1 Stück
Hakkaido-Kürbis
1 Stück
Kartoffel groß
4 Stück
Karotten
Gemüse-Salz zum Würzen
1 Dose
Kokosmilch
Zubereitung
Kürbis waschen und klein schneiden. Karotten wachen und ebenfalls in kleine Stücke schneiden. Kartoffeln schälen und klein schneiden.
Gemüse in einen Topf geben, Wasser darüber leeren und mit Salz würzen. Alles zum Kochen bringen.
Nach 10 Minuten mit einem Pürierstab mixen
Danach Kokosmilch in den Topf geben, nochmals abschmecken und anrichten.

BLÄTTERTEIGSCHNECKEN MIT PESTO

Für 26 Portionen
Zubereitungszeit: 1 Stunde
Schwierigkeitsgrad: mittel

Zutaten:
200 Gramm getrocknete Tomaten aus dem Glas
1 Packung Blätterteig vegan
50 Gramm Cashewkerne
1 Knoblauchzehe
Einige Rosmarinnadeln
2 Esslöffel Öl
Soja-Drink
1 Esslöffel Balsamicoessig
26 Spieße

Zubereitung:
1. Cashewkerne anrösten und hacken. Tomaten schneiden, Knoblauch und Rosmarin hacken. Tomaten, Knoblauch, Essig, Rosmarin und Öl der Tomaten mit den Cashewkernen im Zerkleinerer mischen.
2. Blätterteig ausrollen, Tomatenpesto darauf verteilen und Blätterteig aufrollen.
3. Die Teigrolle mit Sojadrink bestreichen. Teigrolle in 1,5 cm dicke Scheiben schneiden. Blätterteigscheiben auf die Spieße stecken und auf ein mit Backpapier belegtes Blech legen.

4. Bei 225 Grad Ober- und Unterhitze 15 Minuten backen.

www.ingramcontent.com/pod-product-compliance
Lightning Source LLC
Chambersburg PA
CBHW071830080526
44589CB00012B/966